Dennis Mangan

Gesundheitsrisiko Eisen

Dennis Mangan

Gesundheitsrisiko Eisen

Wenn zu viel des Guten
krank macht

VAK Verlags GmbH
Kirchzarten bei Freiburg

Titel der amerikanischen Originalausgabe: *Dumping Iron*

ISBN: 978-1-5300-6950-7

Hinweise des Verlags

Dieses Buch dient der Information über Möglichkeiten der Gesundheitsvorsorge. Wer sie anwendet, tut dies in eigener Verantwortung. Autor und Verlag beabsichtigen nicht, Diagnosen zu stellen oder Therapieempfehlungen zu geben. Die hier vorgestellten Vorgehensweisen sind nicht als Ersatz für professionelle Behandlung bei ernsthaften Beschwerden zu verstehen.

Aus Gründen der besseren Lesbarkeit wurde im Text die männliche Form gewählt; alle Angaben beziehen sich selbstverständlich auf Angehörige beider Geschlechter.

Bibliografische Information der Deutschen Nationalbibliothek
Die Deutsche Nationalbibliothek verzeichnet diese Publikation in der Deutschen Nationalbibliografie; detaillierte bibliografische Daten sind im Internet über http://dnb.d-nb.de abrufbar.

VAK Verlags GmbH
Eschbachstraße 5
79199 Kirchzarten
Deutschland
www.vakverlag.de

Übersetzung: Isolde Seidel
Lektorat: Nadine Britsch
Layout: Karl-Heinz Mundinger
Umschlag: Agentur Guter Punkt, München
Satz & Druck: Friedrich Pustet GmbH & Co. KG, Regensburg
Printed in Germany
ISBN: 978-3-86731-186-1

Inhalt

Vorworte

Von E. D. Weinberg, Ph. D.

Eisen wird mit Feuer verglichen. Ein kleines Feuer in unserem Ofen und unserem Heizkessel ist recht nützlich. Doch wenn das Feuer den Hausrat und die Wände unseres Heims verwüstet …, dann Vorsicht!

In diesem informativen Buch führt uns Dennis Mangan die verheerenden Auswirkungen vor Augen, die überschüssiges Eisen oder Eisen am falschen Ort in den verschiedenen Geweben und Organen unseres Körpers auslösen kann. Wir erfahren, dass die Eisenbelastung für praktisch alle Krankheiten – Infektionen, Krebs, Alzheimer, Parkinson, Diabetes, Gicht, Osteoporose, Herz-Kreislauf-Erkrankungen und weitere – einen gefährlichen Risikofaktor darstellt.

Ebenso wichtig ist aber, dass der Autor zahlreiche gut untersuchte und leicht zugängliche Methoden vorstellt, wie sich die Eisengefahr neutralisieren lässt. Selbst wenn nur einige wenige dieser Methoden angewandt werden, kann das die eisenvermittelten Krankheitsepisoden erheblich reduzieren, das Wohlbefinden verbessern und, nicht zuletzt, das Leben verlängern.

Im Laufe der vergangenen sechzig Jahren konnten Hunderte veröffentlichter Studien durchgehend die Gefahren belegen, die auftreten, wenn das gefährliche Metall ignoriert wird. Ein früher Bericht fasst das gut zusammen: „Das Eisenherz ist kein starkes Herz, es ist ein sehr schwaches.“*

E. D. Weinberg ist emeritierter Professor für Biologie an der Indiana University; er hat mehr als 140 wissenschaftliche Arbeiten verfasst, viele davon zur Rolle von Eisen bei Krankheiten.

* Biya L.M. & Roberts, W. C., "Iron in the Heart", Am J Med (1971) 51:202–221

Der Ferrotoxikose ins Auge sehen
Von Leo Zacharski, M. D.

In *Gesundheitsrisiko Eisen* bietet Dennis Mangan den Leserinnen und Lesern Zugang zu einer Fülle an wissenschaftlichen Informationen, die eine Eisenüberladung des Körpers mit schweren Krankheiten der Menschheit in Verbindung bringen.

Eisen, das wir für die normale Atmung ganz dringend brauchen, erzeugt bei einem Überschuss äußerst giftige Hydroxyl-Radikale, die „Entzündungen und oxidativen Stress" begünstigen, „die für die gewaltigen Gesundheitsprobleme weltweit verantwortlich sind: Diabetes, Krebs, neurodegenerative Erkrankungen, Bluthochdruck und Herz-Kreislauf-Erkrankungen".[1] Allein der Gedanke, dass solch ein leicht in den Griff zu bekommender „Übeltäter" mit vorzeitigem Leiden und frühem Tod in Verbindung gebracht werden kann, mag teilweise erklären, warum das Konzept einer „Ferrotoxikose" nur widerwillig oder überhaupt nicht angenommen wird.[2] Von all den gut dokumentierten Gesundheitsgefahren muss überschüssiges Eisen eines der bestgehüteten Geheimnisse der Welt bleiben.

Umfassend und gut verständlich stellt Mangan das Ausmaß des Problems dar und beschreibt Faktoren, die für die „Eisenblindheit" verantwortlich sind, und zwar sowohl unter Fachleuten aus dem Gesundheitsbereich als auch in der breiten Öffentlichkeit. Dieses Buch kann den Status eines Benutzerhandbuches für die Eisenernährung beanspruchen.

Das Ausmaß, in dem Eisen schädlich ist, wird von der Dosis in Multiplikation mit der Dauer bestimmt: Je mehr Eisen „an Bord" ist und je länger es dort verbleibt, desto größer ist das Risiko. „Normale Eisenwerte", die sich im Ferritin darstellen, sind solche, die mit einem minimalen Gesundheitsrisiko und einer maximalen Lebenserwartung einhergehen.

> Allein der Gedanke, dass so ein leicht in den Griff zu bekommender „Übeltäter" mit vorzeitigem Leiden und frühem Tod in Verbindung gebracht werden kann, mag teilweise erklären, warum das Konzept einer „Ferrotoxikose" nur widerwillig oder überhaupt nicht angenommen wird.

Mehrere epidemiologische Studien belegen eine höhere Lebenserwartung, wenn der Ferritinwert unterhalb einer Obergrenze von rund 80 bis 90 ng/ml liegt, das ist der Bereich bei Frauen nach den Wechseljahren (dargestellt in der Abbildung auf S. 25), der auch für ältere Männer förderlich ist – all jene mit höheren Ferritinwerten sind leider schon verstorben. Die gekoppelten Werte von Ferritin und Hämoglobin, die bei einer großen klinischen Studie zur Eisenreduzierung festgestellt wurden, zeigten grafisch dargestellt: Wenn der Ferritinwert bis zu 80 ng/ml ansteigt, steigt damit innerhalb des Normbereichs auch der Hämoglobinwert, den die roten Blutkörperchen für den Sauerstofftransport brauchen. Über dieser Obergrenze von 80 ng/ml steigt zwar der Ferritinwert weiter an, jedoch ohne weitere physiologische Entsprechung.

Ferritinwerte treten in einer Bandbreite auf und die Anfälligkeit für Eisentoxizität kann somit durchaus bei Ferritinwerten beginnen, die – wie man fälschlicherweise meint – noch im häufig verwendeten „Referenzbereich" liegen. Das erklärt, warum wesentlich höhere Ferritinwerte eindeutiger mit Krankheiten in Verbindung gebracht werden, während Werte zwischen 100 und 150 ng/ml „unerklärlicherweise" in einigen, aber nicht in allen Studien als krankheitsassoziiert auftauchen.[3]

Verschlimmert wird die Tragik der Ferrotoxikose dadurch, dass eine unachtsame Öffentlichkeit unnötigerweise stark resorbierbare Eisenpräparate einnimmt gegen eine Erkrankung, die die meisten Menschen nicht haben (Eisenmangel) – und das ohne ihr Wissen oder ihre Zustimmung. Die Empfehlungen für einen „täglichen Mindestbedarf" für Eisen, mit der die Ergänzung gerechtfertigt wird, basieren auf Schätzungen, die blind auf die Bevölkerung angewandt werden – ohne Rücksicht auf den tatsächlich vorliegenden Eisenspiegel im Körper.[4] Gerechtfertigt wird die Eisengabe auch, weil es in einigen Bevölkerungsschichten „kleine, blasse, rote Blutkörperchen“ gibt, doch nur wenige dieser Menschen sind tatsächlich von Eisenmangel betroffen. So können dunkelhäutige Menschen allem Anschein nach aufgrund der Morphologie ihrer roten Blutkörperchen einen Eisenmangel haben, was de facto jedoch gar nicht der Fall ist; sie haben eine erblich bedingte andere Hämoglobinisierung roter Blutkörperchen und einen Eisenüberschuss.[5] Menschen aus asiatischen Ländern sind häufig von Thalassämie (auch: Mittelmeeranämie) oder Hämoglobinopathie (Hämoglobin E) betroffen, was zu einer ähnlichen Morphologie der roten Blutkörperchen führt, aber sie haben ebenfalls einen Eisenüberschuss und keinen Eisenmangel.

Die Supplementierung wirkt sich in diesen Bevölkerungsgruppen nicht auf den Hämoglobinwert aus, sondern lässt den Ferritinwert ansteigen und erhöht das Risiko einer Eisentoxizität.[6]

Beachten Sie in der Abbildung auf S. 25, dass risikoarme Ferritinwerte bei jungen erwachsenen Männern und Frauen vor den Wechseljahren ansteigen in einen Risikobereich bei Männern mittleren Alters und Frauen nach den Wechseljahren. Das unmerklich langsame Ansteigen des Ferritinwertes um etwa 3–5 ng/ml pro Jahr lässt sich leicht mit der allgegenwärtigen, aber unangebrachten Eisenanreicherung industriell verarbeiteter Lebensmittel erklären.[7] Zu diesem Anstieg muss es nicht kommen.

Pharmaunternehmen haben keinen Anreiz, Behandlungshypothesen zu untersuchen, die sich buchstäblich nicht auszahlen. Staatliche Förderstellen haben nur wenig Interesse gezeigt, den therapeutischen / präventiven Nutzen zu untersuchen, der sich einstellt, wenn man potenziell schädliches überschüssiges Eisen aus Eisenspeichern in ein physiologisches Kompartiment (rote Blutkörperchen) verschiebt, was man mit einer therapeutischen Blutentnahme bewirkt, einem sogenannten Aderlass. Wirksame pharmazeutische eisenbindende Medikamente (Chelatoren) unterscheiden nicht zwischen physiologischem und nicht-physiologischem (überschüssigem) Eisen, und ihre Einnahme kann signifikant toxisch wirken.

Ich schlage vor, *Gesundheitsrisiko Eisen* sollte zur Pflichtlektüre im Fach Ernährungslehre an weiterführenden Schulen und darüber hinaus werden. Der höchste Triumph von *Gesundheitsrisiko Eisen* wäre eine aufgeklärte Öffentlichkeit, die sich zunehmend einem Ferritin-Screening unterzieht, und Fachleute im Gesundheitswesen, die die Tests des Eisenstatus, besonders den Ferritinwert, besser interpretieren können.

Würden die Risiken einer Eisenüberladung anerkannt und Produkte entsprechend gekennzeichnet, so könnte das die Eisenvergiftung der Bevölkerung reduzieren und ihre Gesundheit verbessern – und zwar gewaltig!

Dr. Leo Zacharski ist Professor für Medizin an der Geisel School of Medicine am Dartmouth College, und er leitet eine Klinik für Eisenüberladung am Hitchcock Hospital, Lebanon, New Hampshire.

Vorwort des Autors

Mit meinen Recherchen zum Thema Eisen und Gesundheit habe ich zwar erst letztes Jahr begonnen, doch ich kann mich nicht mehr erinnern, wie ich darauf stieß.

Ich weiß jedoch noch, dass ich vor vielen Jahren etwas darüber las, wie der mittlerweile verstorbene Pathologe Dr. Jerome Sullivan erstmals die Theorie aufstellte, Männer litten häufiger unter Herzkrankheiten als Frauen, weil sie mehr Eisen im Körper anreicherten. Das war eine faszinierende Theorie und meiner Meinung nach weitaus überzeugender als die Cholesterin-Hypothese.

Schon seit Langem stehe ich der Mainstream-Meinung in puncto Gesundheit recht skeptisch gegenüber; etwa der Cholesterin-Hypothese zu Herzkrankheiten, der Behauptung, Laufen und Joggen seien die besten Trainingsformen; dem Konzept, wonach gesättigte Fette unserer Gesundheit schadeten und übermäßiges Essen Fettleibigkeit verursache („Kalorien rein, Kalorien raus“).

Doch das Konzept, dass uns zu viel Eisen schadet, spielt in einer anderen Liga. Davon weiß allerdings fast niemand etwas.

Angenommen, Sie sind gesundheitsbewusst und treiben regelmäßig Sport, achten auf Ihr Gewicht, meiden ungesundes Essen, schlafen jede Nacht acht Stunden und lassen sich regelmäßig untersuchen. Sie nehmen Vitamin D und Magnesium ein und vielleicht sogar Fischöl.

Aber Sie haben etwas übersehen, weil Sie nichts darüber wissen. Und zwar deshalb, weil kaum jemand etwas darüber weiß oder darüber spricht, nicht einmal die gesundheitsbewusstesten Menschen.

Dieses fehlende Element ist Eisen. Egal, wie viel Sie sich bewegen, wie sehr Sie auf Ihre Ernährung achten usw., wenn Sie nicht verhindern, dass Ihre Eisenwerte zu weit ansteigen, übersehen Sie einen wesentlichen Gesundheitsfaktor, der letztlich den Unterschied ausmachen könnte.

Die Eisenansammlung zu kontrollieren, heißt, Sie kontrollieren auch Ihr Risiko, von Herzinfarkt, Krebs, Diabetes, Parkinson und Alzheimer, Infektionen, ja sogar Hautfalten und Gicht betroffen zu sein.

Die Informationen und wissenschaftlichen Belege, die die Behauptung stützen, überschüssiges Eisen schadet der Gesundheit, liegen vor, aber Sie müssen danach suchen. In der Gesundheitspresse ist davon kaum die Rede. Höchstwahrscheinlich weiß nicht einmal Ihr Arzt davon oder kümmert sich nicht darum. Er wird Ihnen Cholesterinsenker verschreiben oder verordnet Ihnen andere, möglicherweise schädliche, teure Medikamente, während das eigentliche Problem die ganze Zeit über ein hoher Eisenwert sein könnte – der Sie langsam tötet.

Da sich mit der Untersuchung von Eisenüberschuss praktisch kein Geld verdienen lässt, forschen Pharmaunternehmen kaum in diese Richtung und genau deshalb erfahren die Menschen fast nichts darüber.

Zum Thema Eisen und Gesundheit zu recherchieren, erscheint fast schon surreal. Man stellt fest, wie bedeutsam es ist, doch kaum jemand, nicht einmal Gesundheitsfachleute mit bester Ausbildung, wissen davon.

Ich habe von Menschen mit sehr hohen Eisenwerten gehört, über 1000 – ich erkläre später genau, was das bedeutet –, deren Ärzte sich praktisch nicht darum gekümmert haben. Der Arzt einer Freundin versicherte ihr, ihren Eisenwert durch eine Blutspende zu reduzieren, nütze ihrer Gesundheit nicht, was schlicht falsch ist. Falls Sie keinen Eisenmangel haben und auch nicht massiv und offensichtlich von einer Eisenüberladung betroffen sind, dann achten die Ärzte nicht darauf. Doch Eisen kann krank machen, auch wenn weder ein Mangel noch eine Überladung vorliegen.

Alle in diesem Buch aufgelisteten Informationen und erhobenen Behauptungen lassen sich durch Untersuchungsergebnisse bestätigen. Wissenschaftliche Belege mögen für manche Leser zwar ein Ärgernis darstellen, doch in diesem Fall sind sie besonders wichtig. Wenn man, so wie ich in diesem Fall, solch radikale Aussagen tätigt – nämlich: Eisen bringt Sie um –, was sonst niemand als Problem bezeichnet, dann sollte man seine Aussagen wohl besser belegen können.

Es ist mir ein großes Anliegen, das Wissen um den Zusammenhang zwischen Eisen und Gesundheit mit diesem Buch zu verbreiten, und so hoffentlich Millionen von Menschen zu einer besseren Gesundheit zu verhelfen.

Ich glaube tatsächlich, dass dieses Buch eines der wichtigsten Bücher sein könnte, das Sie je über Gesundheit lesen.

Einführung
Eisen – wenn der Tod auf leisen Sohlen kommt

Das in unserer Nahrung enthaltene Eisen, das sich in unserem Körper anreichert, ist ein heimlicher Killer und es kann einen schlechten Gesundheitszustand massiv mitverursachen.

Heimlich deshalb, weil:

- kaum jemand seine Eisenwerte kennt – ein absolut entscheidendes Wissen,
- Eisenüberschuss selbst keine Symptome hervorruft; die einzigen Symptome kommen von der Erkrankung, etwa Krebs oder Herzinfarkt, die dadurch verursacht wird,
- die Tatsache, dass überschüssiges Eisen zu Krankheiten, Alterung und kognitivem Abbau führt, nur sehr wenigen, auch den wenigsten Ärzten, bekannt ist.

Eisen ist ein notwendiger Nährstoff

Alle Lebensformen, auch Menschen, brauchen Nährstoffe aus ihrer Nahrung und Umgebung, um leben, wachsen und sich fortpflanzen zu können. Ohne diese Nährstoffe werden sie krank oder sterben. Wir brauchen Eiweiß, bestimmte Fette, Vitamine und Mineralien, weil wir sie nicht selbst herstellen können.

Aus der Gruppe dieser Mineralien brauchen wir auch Eisen – genau das Eisen, aus dem auch Stahl hergestellt wird.

Alles Lebendige nutzt Eisen als wesentlichen Bestandteil in biologischen Systemen. Die Reaktionsfreudigkeit von Eisen mit anderen Elementen – die gleiche chemische Reaktion, die auch beim Rosten abläuft –, bedeutet, dass lebende Organismen Eisen für so wichtige Funktionen wie den Sauerstofftransport im Körper und die Energiegewinnung nutzen können.

Wenn Menschen über die Nahrung nicht genügend Eisen aufnehmen, können sie krank werden, eine wesentliche Krankheit ist die sogenannte Eisenmangelanämie. Bei dieser Erkrankung kann der Körper aufgrund des Eisenmangels nicht genügend Hämoglobin herstellen; das ist der zentrale Baustein der roten Blutkörperchen, der den Sauerstoff transportiert. Eine Eisenmangelanämie kann zu Mattigkeit und Kurzatmigkeit führen und bei Kindern das Wachstum und die Entwicklung hemmen. In einer natürlichen Umgebung, wie der, in der die Menschheit sich entwickelt hat, war Eisen in der Nahrung eine knappe Ressource. Aufgrund dieser Knappheit und der schwerwiegenden Folgen eines Eisenmangels greifen wir entwicklungsbedingt nach Eisen und halten daran fest. Wenn wir eisenhaltige Lebensmittel zu uns nehmen, resorbieren wir das Eisen in den Körper, der es für lebenswichtige Prozesse nutzt. Und einmal aufgenommen, lassen wir es in den meisten Fällen nie mehr los.

Evolution und Eisen

Studienergebnissen zufolge sind Frauen mit größeren Eisenspeichern im Körper fruchtbarer – sie haben mehr Kinder. Als Folge davon würde eine natürliche Selektion die Gene bevorzugen, die den Eisenstatus bei Frauen verbessern.

Menschen neigen dazu, Eisenquellen zu suchen; Nahrungsmittel mit hohem Eisengehalt können beispielsweise besser schmecken. (Denken Sie an den Geschmacksunterschied zwischen Rindfleisch und Hähnchen.) Doch jener Eisenwert, der die weibliche Fruchtbarkeit fördert, ist viel niedriger als die Werte bei einer Eisenüberladung, über die wir in diesem Buch sprechen. Für die Fruchtbarkeit sind nur niedrige Werte notwendig, die wir in den westlichen Industrienationen leicht erreichen.

Früher brachte unsere physiologische Gier nach Eisen und unsere Unfähigkeit, es wieder auszuscheiden, nur wenige negative Folgen mit sich. Frauen verloren Blut durch den Monatszyklus und bei der Geburt; Wunden und Darmparasiten führten ebenfalls zu Blutverlusten und, was vielleicht am wichtigsten ist, die meisten Menschen erreichten nur ein mittleres Lebensalter, wenn die Folgen einer übermäßigen Eisenansammlung überhaupt erst zutage treten. Die natürliche Selektion – die

Evolution – hatte niemals einen Grund, uns für einen Eisenüberschuss zu bestrafen. Sie kümmerte sich einfach nicht darum, ob wir das reproduktionsfähige Alter überlebten. Jetzt, da wir immer älter werden, stellt überschüssiges Eisen jedoch ein Problem dar.

Eisen sammelt sich mit zunehmendem Alter an

Der menschliche Körper kennt keine geregelte Möglichkeit, Eisen wieder auszuscheiden. Haben wir übermäßig viel davon im Körper, dann sorgen bestimmte Hormone dafür, dass weniger Eisen aus der Nahrung aufgenommen wird; aktiv ausscheiden kann es der Körper aber nicht. Infolgedessen sammelt sich Eisen, wenn wir älter werden, im Körper an, oftmals bis hin zu Werten, die der Gesundheit schaden.

In den Industrienationen leben die Menschen nicht mehr in einer Umgebung mit Eisenknappheit. Ja, Eisen ist schwer zu vermeiden, da in vielen Ländern – wie den USA – Eisen einer gesetzlichen Vorschrift zufolge Lebensmitteln wie Mehl, Maismehl und Reis zugesetzt werden muss.

Unsere Biologie, die sich in einer eisenarmen Umgebung entwickelt hat, kann sich nun in unserer neuen, eisenreichen Umgebung gegen uns richten.

Die chemische Eigenschaft, die Eisen so wichtig für alles Lebendige macht, seine Reaktionsfreudigkeit, macht es auch gefährlich. Eisen kann sehr leicht mit biologischen Strukturen wie Proteinen (Eiweißen) und Zellmembranen reagieren und sie schädigen. Die Schädigung nimmt zu und führt zu vorzeitiger Alterung und Krankheit.

Wenn sich Eisen also im Übermaß ansammelt, wie es bei vielen, vielleicht bei der Mehrheit der Menschen in der westlichen Welt der Fall ist, kann es eine der wichtigsten gesundheitsschädlichen Ursachen sein.

Wenn Eisen in so hohem Maß zu Alterung und Krankheiten führt, warum erfahren wir dann nicht mehr darüber? Die Forschung zum Einfluss von Eisen auf Krankheiten ist mehrheitlich relativ neu, das erklärt zum Teil, warum das nicht bekannter ist. Auch favorisieren Ärzte und Wissenschaftler andere Krankheitstheorien, wonach etwa Cholesterin

Herzkrankheiten verursache, und diese Theorien geben sie nur ungern auf. Wie der Physiker Max Planck sagte: „Von Begräbnis zu Begräbnis schreitet die Wissenschaft voran."

Ein weiterer Grund dafür, dass sich dieses Wissen über den Alterungsprozess nicht weiter verbreitet, besteht darin, dass viele Menschen, darunter auch Wissenschaftler und andere gebildete Menschen, das Altern für etwas halten, das eben stattfindet und wogegen man wenig ausrichten kann.

Unsere Kultur preist Eisen als eine Quelle für Kraft und Vitalität, das mag ein weiterer Grund für die mangelnde Beachtung von Eisen in Bezug auf den Alterungsprozess und Krankheiten sein. Viele Menschen nehmen Eisenpräparate ein in dem Glauben, sie täten ihnen gut, und Ärzte verschreiben gelegentlich Eisen ohne guten Grund. Die Gefahren von überschüssigem Eisen werden zu wenig beachtet.

Eisen verursacht oder verschlimmert unter anderem folgende Zustände und Krankheiten:

- Krebs
- Herzerkrankungen
- Diabetes vom Typ 1 und Typ 2 sowie Schwangerschafts-Diabetes und das metabolische Syndrom
- Fettleibigkeit
- Bluthochdruck
- Alterungsprozesse
- Sarkopenie (Muskelschwund)
- Osteoporose
- Alzheimer
- Parkinson
- Lebererkrankungen
- Nierenerkrankungen
- Infektionen
- Makuladegeneration (eine Ursache für Erblindung)
- Gicht

Dieses Buch will zeigen, dass überschüssiges Eisen in erheblichem Maß vorzeitiges Altern und Krankheiten verursacht und dass viele oder sogar die meisten Erwachsenen viel zu viel Eisen im Körper angesammelt haben. Diese Informationen werden so allgemein verständlich wie möglich dargestellt, allerdings mit wissenschaftlichen Belegen untermauert.

Sie erfahren auch, was Sie gegen einen Eisenüberschuss tun können: Wie Sie ihn vermeiden und wie Sie ihn abbauen können, falls Sie betroffen sind.

Dieses Buch könnte Ihnen viel Schmerz und Leid durch Krankheiten ersparen, die durch zu viel Eisen hervorgerufen werden. Es könnte Ihnen auch helfen, den Alterungsprozess zu verlangsamen, damit Sie noch viele Jahre länger krankheitsfrei leben können, als es sonst möglich wäre.

1. Eisen lässt den Körper altern

Im Laufe des Alterungsprozesses wird unser Körper in einem Maß geschädigt, das seine natürlichen Reparaturmechanismen überfordert. Wenn unser Körper geschädigt ist, funktioniert er weniger gut, deshalb bedeutet Alterung eine Zunahme an oder eine stärkere Tendenz in Richtung Leid und Krankheit.

Abgesehen von den Infektionskrankheiten in der Kindheit sind ältere Menschen von fast allen Krankheiten stärker betroffen als jüngere.

Aber was löst den Alterungsprozess aus? Wissenschaftler haben viele Theorien darüber aufgestellt, wie unser Körper seinen Reparaturmechanismus verliert und die Schäden zunehmen können. Statt sie alle aufzulisten, wollen wir lieber die Kalorienrestriktion, also die Beschränkung der Kalorienzufuhr, betrachten, da diese Maßnahme wichtige Hinweise liefert, wie der Alterungsprozess abläuft.

Kalorienrestriktion senkt die Eisenwerte und verlangsamt den Alterungsprozess

Kalorienrestriktion ist der wirksamste, stärkste Eingriff, um die Lebenszeit von Labortieren zu verlängern; Kalorienbeschränkung verlangsamt den Alterungsprozess. Indem wir feststellen, wie sie wirkt, gewinnen wir Einblick in den Alterungsprozess.

Bei der Kalorienrestriktion gibt man Tieren 10–50 Prozent weniger Kalorien, als sie üblicherweise (gerne) fressen würden, und sie leben bis zu 50 Prozent länger als normal gefütterte Tiere. Dieses Phänomen ist an ganz unterschiedlichen Tieren untersucht und nachgewiesen worden, von mikroskopisch kleinen Würmern (*C. elegans*) über Nagetiere bis hin zu Affen.

Bei Menschen gibt es weniger Daten zur Kalorienrestriktion, weil Menschen weitaus länger leben als die meisten Labortiere und nicht viele Menschen ihre Nahrung lang genug eingeschränkt haben, bis Ergebnisse sichtbar wurden; aber bisher weisen mehrere Studien darauf hin, dass

Menschen, die ihre Nahrungsaufnahme einschränken, gesünder sind. Ihre Insulinsensitivität ist besser, sie haben weniger Körperfett, ihr Herz ist gesünder usw.

Diese Untersuchungen konzentrieren sich größtenteils darauf, wie eine Kalorienbeschränkung sich auf das Wachstumshormon auswirkt, dessen Level dadurch reduziert wird. Zusätzlich verringert eine eingeschränkte Kalorienzufuhr Entzündungen und oxidative Schäden, sie verbessert die Zellfunktion und erhöht die Autophagie (den Selbstreinigungs- und Selbsterneuerungsprozess der Zellen). Diese Prozesse hängen alle eng mit dem Alterungsprozess zusammen; sie zu kontrollieren, verlangsamt also die Alterung.

Kalorienrestriktion führt bei älteren Tieren außerdem zu viel niedrigeren Eisenwerten. Vielleicht ist das einer der wichtigsten Ansatzpunkte, wie sie den Alterungsprozess verlangsamt.

Laborratten, deren Futter um 40 Prozent reduziert wird, sammeln, wenn sie älter werden, viel weniger Eisen im Körper an.[8] Diese Ratten weisen auch viel geringere Alterungsschäden auf:

Das ist wichtig, denn es zeigt:

1. Kalorienrestriktion verlangsamt das Altern;
2. Kalorienrestriktion verhindert die Ansammlung von Eisen bei Tieren;
3. eine verringerte Eisenansammlung bei den Tieren, die weniger Futter erhielten, führte zu weit weniger Schäden.

Eisen beschleunigt somit den Alterungsprozess, während eine Eisenbeschränkung ihn hemmt.

Hefen sind Mikroorganismen, an denen Forscher häufig den Alterungsprozess untersuchen. Sie ähneln in vielerlei wichtiger Hinsicht den Zellen von Säugetieren: Man kann ihre Kalorienzufuhr einschränken und dann leben sie viel länger.

Hefen, die nur beschränkt Kalorien erhalten, sammeln praktisch mit zunehmendem Alter nicht mehr Eisen an, als sie in „jungen Zeiten" haben. Hefen, deren Kalorienzufuhr nicht begrenzt wird, sammeln hingegen vier bis fünf Mal so viel Eisen an und entwickeln an wichtigen

Zellstrukturen, etwa den Proteinen, erhebliche oxidative Schäden.[9] Die Ansammlung von Eisen lässt sie altern und tötet sie.

Wenn Menschen und insbesondere Männer älter werden, können sie ebenfalls leicht vier bis fünf Mal so viel Eisen ansammeln wie in jungen Jahren.

Nach Ansicht etlicher Wissenschaftler erklärt die reduzierte Zufuhr einer einzigen Aminosäure, nämlich Methionin, die Wirkung der Kalorienrestriktion größtenteils oder vollständig. Erhalten Tiere weniger Methionin, ohne jedoch die Futtermenge zu reduzieren, leben sie länger. Wird dem Futter der Labortiere aber Methionin *zugegeben*, sammeln sie viel mehr Eisen im Körper an. Der Zusammenhang von Methionin und Lebenserwartung deutet auf Eisen als einen ursächlichen Alterungsfaktor hin.[10]

Als Nächstes wurde untersucht, ob die Tiere länger leben, wenn eine Ansammlung von Eisen im Körper auch ohne Futterbegrenzung verhindert wurde. Wenn der Nahrung von Fruchtfliegen Teeblätter hinzugefügt wurden, die die Resorption von Eisen aus der Nahrung massiv hemmen, lebten sie 20 Prozent länger, während sie beliebig viel fraßen.[11]

Setzten die Forscher Würmer der Gattung *C. elegans* auf „Eisen-Diät", lebten diese länger; und gaben sie deren Nahrung Eisen zu, alterten die Würmer schneller und starben früher.[12]

Wir wissen also: Weniger Eisen bedeutet weniger Schädigung und weniger Alterung.

Polyphenole, also Pflanzenbestandteile, deren gesundheitsfördernde Wirkung bekannt ist, liefern weitere Hinweise dafür, dass Eisen den Alterungsprozess beschleunigt und Krankheiten fördert. Zu den recht gut bekannten Polyphenolen zählen EGCG (aus Grüntee), Quercetin (das in Zwiebeln vorkommt) und Kurkumin (aus dem Gewürz Kurkuma). Diese Polyphenole (und andere) werden als „Kalorienrestriktions-Mimetika" bezeichnet, da sie auf viele Körperprozesse so einwirken wie eine Kalorienbeschränkung.

All diese Eisenchelatoren binden Eisen an sich und entfernen es aus den Zellen; beide, Chelator und Eisen, werden dann ausgeschieden.[13]

Eisen und die Blauen Zonen

Die sogenannten „Blauen Zonen“ sind Gegenden, in denen viele sehr alte Menschen leben. Wissenschaftler haben deren Ernährung, körperliche Aktivität, Familien- und Sozialkontakte und weitere Faktoren untersucht, um herauszufinden, warum in diesen Gegenden mehr Menschen länger leben. Eine Studie untersuchte die Eisenwerte bei sehr alten Menschen und Personen mittleren Alters in einer dieser Blauen Zonen auf der Mittelmeerinsel Sardinien. Die sehr alten Menschen, darunter Neunzig- und Hundertjährige, hatten erheblich – etwa 40 Prozent – weniger Eisen im Blut als die Einwohner mittleren Alters. Das lässt vermuten, dass diese Menschen vielleicht unter anderem deshalb länger leben, weil sie weniger Eisen im Körper haben. Tatsächlich verhielten sich die Level bei Eisen und Selen von den sieben gemessenen Metallen am stärksten umgekehrt proportional zum Alter.[14]

Die umweltbedingten oder genetischen Faktoren, die Hochbetagte in Sardinien länger leben lassen, schützen sie auch mit zunehmendem Alter vor einem Eisenüberschuss; das könnte also ein Grund für die hohe Lebenserwartung sein.

Warum Frauen länger leben als Männer

Im Allgemeinen schadet Eisen Männern stärker als Frauen. In den USA leben Frauen im Schnitt vier Jahre länger als Männer, wobei sich diese Zahl in den letzten Jahrzehnten von vormals sechs Jahren zusätzlicher Lebenserwartung jener der Männer angenähert hat. In weiten Teilen der Welt leben Frauen ebenfalls länger als Männer.

Was ist der Grund dafür? Ein plausibles Argument für den Unterschied kann der niedrigere Eisenwert von Frauen sein.

Fruchtbare Frauen (vor den Wechseljahren) verlieren durch die Menstruation durchschnittlich 35 ml Blut im Monat (obwohl bis zu 60 ml als normal erachtet werden) oder 420 ml pro Jahr, was ihren Eisenwert niedrig hält, da das Blut viel Eisen enthält – im Blut befindet sich der Großteil des im Körper gespeicherten Eisens.

Der Eisenstatus wird im Labor am häufigsten anhand des Ferritinwertes gemessen, das ist ein Protein, das Eisen bindet. Fruchtbare Frauen

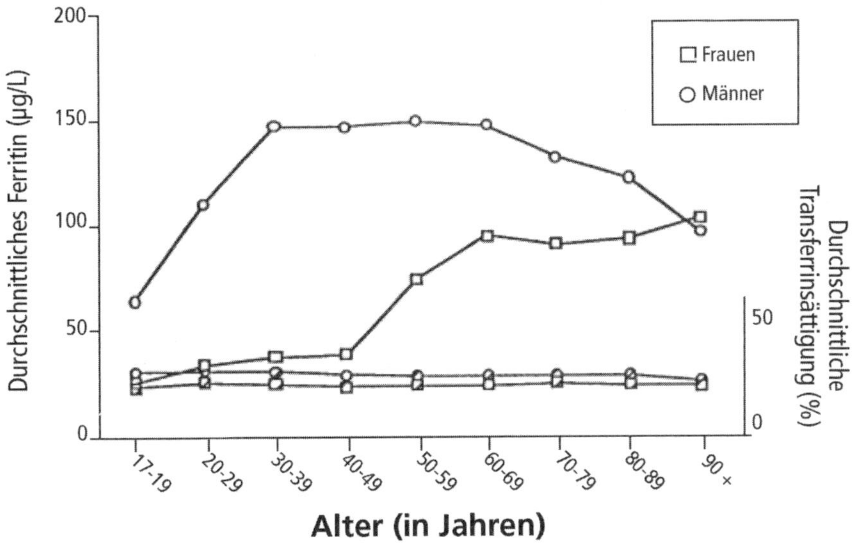

Verteilung des Serumferritinwertes in Mikrogramm pro Liter und Transferrinsättigung (%) nach Lebensjahrzehnten bei Frauen und Männern

haben einen durchschnittlichen Ferritinwert von 35 ng/ml, während der etwa gleichaltriger Männer mit ungefähr 150 viel höher liegt (siehe Diagramm).[15]

Wenn Männer mit etwa 18 Jahren vollständig ausgewachsen sind, beginnen sie Eisen anzusammeln, sodass sich der Wert im Körper in den folgenden Jahrzehnten durchschnittlich verdreifacht. Im Alter von 45 Jahren sind die Eisenwerte von Männern rund vier Mal so hoch wie von Frauen und sie sind auch vier Mal so häufig betroffen von Herzinfarkten.

Sobald Frauen in die Wechseljahre kommen und die Monatsblutung aufhört, steigt ihr Eisenwert an – und ebenso ihre Krankheitsrate. Im Schnitt ist ihr Eisenwert aber nie so hoch wie der von Männern.

Wie das obige Diagramm zeigt, sinkt der durchschnittliche Eisenwert bei Männern etwa ab dem sechsten Lebensjahrzehnt und geht bis zum

Alter von 90 Jahren auf etwa 90 zurück. *Das lässt sich der früheren Sterberate von Männern mit hohen Eisenwerten und der höheren Lebenserwartung von Männern mit niedrigen Eisenwerten zuschreiben.* Männer mit hohen Eisenwerten fallen früher aus der Bevölkerung und somit aus den Durchschnittswerten heraus. Die individuelle Eisenmenge ändert sich dadurch nicht sonderlich, nur die durchschnittlichen Werte bei allen Männern.

Männer leiden häufiger als Frauen an Krebs, Herzerkrankungen und degenerativen Gehirnerkrankungen wie Parkinson und Alzheimer. Bei all diesen Leiden spielt Eisen mit hinein.

In früheren Jahren vertrat man die Ansicht, das Hormon Östrogen schütze Frauen vor Herzerkrankungen und es führe zu der unterschiedlichen Häufigkeit dieser Erkrankungen bei Männern und Frauen. Wenn Frauen jedoch die Gebärmutter entfernt wird – und sie dadurch kein Eisen mehr über den Menstruationszyklus ausscheiden können –, entwickeln auch sie häufiger Herzerkrankungen, worauf eine Hormonersatztherapie keinen Einfluss hat.[16]

Wenn das niedrigere Eisen in ihrem Körper erklärt, warum Frauen viele Jahre länger leben als Männer, wie es insgesamt oder teilweise der Fall ist, wäre das eine echte Sensation. Eisen könnte einen maßgeblichen Gesundheitsfaktor darstellen; und die Ansammlung von Eisen zu verhindern oder gefüllte Eisenspeicher zu reduzieren, könnte zu den wichtigsten Maßnahmen gehören, die jeder für seine Gesundheit ergreifen kann.

Blutspender sind viel gesünder als Nicht-Spender

Da Eisen hauptsächlich im Blut gespeichert wird – im Blut befinden sich etwa 80 Prozent des gesamten Eisens im Körper –, bedeutet Blutverlust auch Eisenverlust. Blutspender verlieren *per definitionem* Blut, darum haben sie durchschnittlich niedrigere Eisenwerte als Nicht-Spender.

In etlichen wissenschaftlichen Studien wurde die Gesundheit von Blutspendern untersucht und festgestellt, dass Blutspenden der Gesundheit enorm nützt.

Dennoch zu beachten in solchen Untersuchungen ist ein Verzerrungs- oder Selektionseffekt: Blutspender sind im Schnitt mit höherer Wahrscheinlichkeit gesünder als Nicht-Spender, bevor sie überhaupt zur Blutspende gehen, da sie mit bestimmten Erkrankungen gar nicht erst zugelassen werden und sich auch nicht freiwillig melden würden, wenn sie sich unwohl fühlen. Allerdings lässt sich diese Einschränkung auf verschiedene Arten umgehen, wenn man feststellen will, ob Blutspender von vorneherein gesünder sind oder ob das Blutspenden sie gesünder macht oder ob es eine Kombination aus beiden Faktoren ist.

Vor Beginn der Studie hatten aus einer Gruppe von fast 3000 finnischen Männern 153 mindestens ein Mal in den vorangegangenen 24 Monaten Blut gespendet. Die ganze Gruppe wurde durchschnittlich neun Jahre lang beobachtet. In diesem Zeitraum hatte einer der Blutspender (0,7 %) einen Herzinfarkt, während 316 (12,5 %) der Nicht-Spender einen Herzinfarkt erlitten. Nachdem die Forscher das Alter und alle möglichen Risikofaktoren für das Herz bereinigt hatten (Cholesterin, Gewicht usw.), stellten sie fest, dass die *Blutspender ein um 88 Prozent geringeres Herzinfarkt-Risiko hatten.*[17]

Diese Studie versuchte den sogenannten *healthy donor effect* (dt. etwa „den Effekt, dass Blutspender häufig gesünder sind“) zu bereinigen, indem die üblichen Risikomarker für Herzerkrankungen berücksichtigt wurden; gleichwohl könnte es weitere Faktoren geben, die nicht in Betracht gezogen wurden.

In einer amerikanischen Bevölkerungsgruppe von Männern und Frauen, die 40 Jahre oder älter waren und deren kardiovaskuläre Krankheiten dokumentiert wurden, erlitten diejenigen, die Blut gespendet hatten, nur *halb* so häufig einen Herzinfarkt oder Schlaganfall.[18] Alle Versuchsteilnehmer, Blutspender wie Nicht-Spender, hatten zu Beginn der Studie keine Herz-Kreislauf-Erkrankungen.

Um den *healthy donor effect* zu umgehen, wurden in einigen Untersuchungen Blutspender, die häufig spendeten, mit solchen, die selten spendeten, verglichen. Eine solche Studie verglich Menschen, die mindestens je ein Mal in drei aufeinanderfolgenden Jahren Blut gespendet hatten, mit Personen, die im selben Zeitraum nur ein einziges Mal Blut gespendet hatten. In den zehn Folgejahren lag die Wahrscheinlichkeit einer Herzerkrankung bei den häufigen Spendern um 40 Prozent niedriger als bei den Menschen, die seltener Blut gespendet hatten.[19]

Eine weitere Forschergruppe verglich Blutspender mit gesunden ehemaligen Blutspendern, dabei wollten sie den *healthy donor effect* erklären. Wie sie feststellten, sank mit jeder zusätzlichen Blutspende im Jahr das Risiko, in einem bestimmten Zeitraum zu sterben, um 7,5 Prozent.[20] Daraus lässt sich der logische Schluss ziehen: Wer vier Mal (Frauen) bzw. sechs Mal (Männer) im Jahr Blut spendet – das erlaubte Maximum –, hätte ein um 30 bzw. 45 Prozent geringeres Sterberisiko als ein Nicht-Spender in einem bestimmten Zeitraum.

Genau diese Studie *unterschätzt* wahrscheinlich *den gesundheitlichen Nutzen des Blutspendens massiv*, da die gesunden früheren Spender im Schnitt niedrigere Eisenwerte haben als Nicht-Spender. Die Studie vergleicht also Menschen, die derzeit ihr Eisen durch Blutspenden senken, mit Menschen, die früher ihre Eisenspeicher durch Blutspenden senkten. Da Eisen sich nur langsam ansammelt, in einer Größenordnung von Jahren, haben all jene, die früher Blut gespendet haben, auch schon durchschnittlich niedrigere Eisenwerte als Nicht-Spender. Verglichen mit Menschen, die nie zuvor Blut gespendet haben, wäre die bessere Gesundheit von Blutspendern noch offensichtlicher, wie sich an den anderen Studien zur Blutspende erkennen ließ. Tatsächlich überkompensiert diese Studie also den *healthy donor effect*.

Die Daten über Blutspender liefern überzeugende Belege, dass reduzierte Eisenwerte mit reduzierten Gesundheitsrisiken einhergehen. Wenn gesunde Spender und gesunde Nicht-Spender über einen gleich langen Zeitraum beobachtet werden, dann werden die Blutspender mit wesentlich geringerer Wahrscheinlichkeit krank oder sterben sogar, selbst wenn der *healthy donor effect* berücksichtigt wird.

Eisenwerte hängen mit der Gesamtsterblichkeit zusammen

In der Kopenhagener Herzstudie wurden Tausende Einwohner dieser Stadt viele Jahre lang untersucht, sie ähnelt somit der Framingham-Studie aus den USA. Eine Forschergruppe nahm sich die Daten der Studie mit fast 9000 Teilnehmern vor, um den Zusammenhang zwischen Ferritin (Eisen) und Sterberate zu ermitteln.[21]

Sie stellten fest: „Schrittweise steigende Ferritin-Konzentrationen gingen mit einem schrittweise steigenden Gesamtrisiko eines frühen Todes einher." Menschen, deren Ferritinwert bei über 600 (ein hoher Wert) lag, hatten eine mediane Überlebenszeit von 55. Das heißt, die Hälfte der Menschen mit einem solch hohen Ferritinwert war in diesem Alter bereits tot.

Menschen mit einem Ferritinwert zwischen 400 und 599 wurden im Schnitt 72 Jahre alt; jene mit einem Wert zwischen 200 und 399 wurden 76, und lag das Ferritin unter 200, wurden die Menschen 79 Jahre alt.

Das sind überraschende Zahlen. Bedenken Sie, dass der Eisenüberschuss selbst keine Symptome mit sich bringt, deshalb haben viele Menschen unwissentlich einen hohen Ferritinwert, weil nur der Labortest zeigt, ob jemand viel Eisen angereichert hat oder nicht.

In der Kopenhagener Studie hatten 26 Prozent der Männer Ferritinwerte von über 200, aber nur 6 Prozent der Frauen. Die Sterberate stieg von 10 auf 15 Prozent (abhängig von der Todesursache) mit jedem Ferritinanstieg um 100 Punkte.

Obwohl das in dieser Studie nicht berechnet wurde, würde ich wegen des schrittweisen Anstiegs der Sterblichkeit als Ergebnis erwarten, dass die Sterblichkeitsrate bei noch niedrigeren Ferritinwerten weiter sinkt, dass also beispielsweise jemand mit 100 länger lebt als jemand mit einem Wert von 200, und jemand mit 50 lebt möglicherweise sogar noch länger.

Mit zunehmendem Alter sammelt sich „Eisenschrott" an

Eines der biologischen Kennzeichen des Alterns ist die Ansammlung von „Schrott“ in den Zellen, der diese schädigt und in ihrer Funktion beeinträchtigt. In jungen Jahren beseitigen unsere Zellen alte und beschädigte Strukturen und Moleküle mithilfe eines reguliert ablaufenden Prozesses, der Autophagie. Mit zunehmendem Alter lässt dieser Prozess nach, sodass er bei älteren Menschen in weit geringerem Maß abläuft. Fasten und bestimmte Substanzen wie Resveratrol erhöhen die Autophagie enorm.

Eisen produziert den Giftmüll des Alterungsprozesses

Als Folge davon sammelt sich in den Zellen älterer Menschen in großen Mengen „Abfall“ an, hautsächlich in Form von Lipofuszin oder Alterspigment, das als der „toxische Abfall des Alterns“ bezeichnet wird.

Mit wenigen Ausnahmen kann Lipofuszin nicht abgebaut werden und es hängt so eng mit dem Alter zusammen, dass Wissenschaftler es als zuverlässigen Marker für das Alter von Zellen und Menschen betrachten. Nimmt das Lipofuszin zu, behindert es wichtige Zellfunktionen, was zu einem „Müllnotstand“ führt – der angesammelte Abfall sorgt dafür, dass nichts mehr richtig funktioniert.

Nach Meinung vieler Wissenschaftler lässt sich der Alterung entscheidend entgegenwirken und lassen sich die Zellen verjüngen, indem man das Lipofuszin gezielt beseitigt.

Eisen spielt bei der Entstehung von Lipofuszin eine entscheidende Rolle.[22]

1. Eisen häuft sich in Zellen an.
2. Wasserstoffperoxid reagiert mit Eisen und bildet Lipofuszin.
3. Lipofuszin ist fast nicht abbaubar.
4. Lipofuszin setzt die Fähigkeit zur Autophagie herab.
5. Die Folge ist eine Ansammlung von geschädigten Strukturen und Proteinen.

Freies Eisen, also solches, das nicht von Ferritin oder anderen eisenspeichernden Molekülen „festgehalten“ wird, ist genau jenes, das Schäden hervorrufen kann. Die Menge an freiem Eisen hängt von der Gesamteisenmenge ab; je weniger Eisen insgesamt im System ist, desto weniger Lipofuszin wird gebildet.

Lipofuszin und das darin enthaltene Eisen stellen eine riesige Oxidanzien-Quelle dar und können dazu führen, dass die Zellen seneszent werden, also „altersschwach“. Das ist ein großes Problem bei alternden Organismen, da vorhandene seneszente Zellen den oxidativen Stress im ganzen System ansteigen lassen, das heißt, es kommt zu einer Überfülle von schädlichen freien Radikalen, die ein Hauptmerkmal des Alterns darstellen.

Seneszente Zellen sind voller Eisen, ja, sie enthalten bis zu zehn Mal mehr Eisen als jüngere, besser funktionierende Zellen. Werden seneszente Zellen bei Tieren mit bestimmten Medikamenten entfernt, sind die Tiere viel gesünder und leben bis zu 25 Prozent länger.

Schlecht funktionierende Mitochondrien, Zellstrukturen, die häufig als „Kraftwerke der Zelle“ bezeichnet werden, können Zellen seneszent machen.[23] Eine Ansammlung von Eisen in den Mitochondrien verschlechtert deren Funktion.[24]

Wird also die Eisenmenge im Körper verringert, sollte das wirkungsvoll verhindern, dass Lipofuszin gebildet wird und Zellen seneszent werden. Wenn diese Zellen so wichtig für den Alterungsprozess und die Gesundheit sind, wie etliche Forscher glauben, dann könnte das Verhindern ihrer Entstehung, indem man die Eisenwerte niedrig hält, einen Riesenschritt im Kampf gegen das Altern darstellen.

Wachstumshormon, Fasten und Eisen

Nach Ansicht der Wissenschaft verlangsamt eine Kalorienrestriktion den Alterungsprozess unter anderem dadurch, dass sie die Menge des Wachstumshormons verringert, die in den Alterungsprozess und in Krankheiten mit hineinspielt.

Das Wachstumshormon ist, wie der Name vermuten lässt, ein Wachstumsfaktor; und Wachstum und Alterung betreiben immer eine Art Tauschgeschäft: Je mehr und schneller ein Organismus wächst, desto schneller altert er auch.

Eisen ist ebenfalls ein Wachstumsfaktor. Tiere – und Menschen – in der Wachstumsphase brauchen Eisen, das die Bildung von Blut, Muskeln und anderen wichtigen physiologischen Komponenten unterstützt. Das Wachstumshormon sorgt dafür, dass mehr Eisen aus der Nahrung aufgenommen wird. Das ist sinnvoll, denn wenn das Wachstumshormon dem Körper das Signal gibt, will er wachsen, und für das Wachstum benötigt er Eisen.

Das Wachstumshormon erhöht das Eisen, indem es die Menge des Hormons Hepcidin senkt, das die Eisenaufnahme aus der Nahrung bremst. Wenn freiwillige Probanden Wachstumshormon erhielten, senkte dieses die Hepcidin-Konzentration um rund zwei Drittel.[25]

Fasten (d. h. eine Zeit lang keine Nahrung zu sich zu nehmen) verlangsamt die Alterung, ebenso wie die Kalorienbeschränkung. Im Gegensatz zum Wachstumshormon erhöht Fasten das Hepcidin, das bedeutet, der Körper nimmt weniger Eisen aus der Nahrung auf.

Kurz gesagt, führen Wachstumssignale zu einer vermehrten Eisenaufnahme und schnellerem Altern, und Anti-Wachstumssignale führen zu einer geringeren Eisenaufnahme und langsamerem Altern.

Ist es also das Wachstum selbst, das uns schneller altern lässt, oder ist es das vermehrte Eisen aufgrund des Wachstums, das die Alterung bewirkt? Viele negative Folgen einer Supplementierung von Wachstumshormon lassen sich möglicherweise der Ansammlung von Eisen zuschreiben.

Wachstum – und das Wachstumshormon – beschleunigen den Alterungsprozess auch dadurch, dass sie das Protein mTOR aktivieren, ein für das Wachstum entscheidender Zellmechanismus, der auch beim Altern eine wichtige Rolle spielt. Das Anti-Aging-Mittel Rapamycin, das das Leben von Labortieren verlängert, wirkt über eine Hemmung von mTOR. Doch Substanzen, die Eisen binden und beseitigen (Chelatoren), hemmen mTOR ebenfalls.[26] Die Hemmung von mTOR wird durch die Zugabe von Eisen unterbunden.

Zusammenfassend lässt sich also sagen: Weniger Eisen = geringere mTOR-Aktivierung = längeres Leben und bessere Gesundheit.

Sport und Bewegung reduzieren Eisen

Bewegung und Sport gehören bekanntermaßen zu den wirksamsten zur Verfügung stehenden Gesundheitsmaßnahmen; sie senken das Risiko für Herzerkrankungen, Krebs, Diabetes, Demenz, Gebrechlichkeit und zahlreiche andere Krankheiten drastisch.

Viele der gesundheitlichen Vorteile von Bewegung scheinen mit ihrer eisensenkenden Wirkung zusammenzuhängen.

Sportler leiden häufiger unter Eisenmangel und das scheint nicht von der Ernährung oder einem übermäßigen Eisenverlust herzurühren, sondern von einer veränderten Eisenresorption.

In den Tagen nach einem Wettkampf steigt das eisenregulierende Hormon Hepcidin bei Marathon-Läuferinnen fast um das Dreifache. Die Wissenschaftler, die das feststellten, schrieben: „Der bei Läuferinnen häufig beobachtete Eisenmangel wird durch erhöhte Hepcidinwerte hervorgerufen."[27]

Auch bei Sportlern, die keinen Marathon laufen, kann der Hepcidinwert nach der Bewegung ansteigen.[28] Ob sich allerdings Bewegungsarten mit geringerer Intensität wie Nordic Walking auch auf das Hepcidin und somit das Eisen auswirken, scheint nicht bekannt zu sein.

Wie wir in diesem Kapitel gesehen haben, hängen viele Faktoren, die Alterungsprozesse und Gesundheit beeinflussen, mit Eisen zusammen. Ihr Zusammenhang mit Eisen ist wohl noch nicht ihr einziger Nutzen für die Gesundheit, doch er ist wahrscheinlich sehr bedeutsam.

Die wichtigsten Punkte

- Kalorienbeschränkung, eine bewährte Anti-Aging-Maßnahme, senkt den Eisenspiegel.
- Das Verhindern einer Eisenansammlung bei Tieren lässt diese länger leben.
- Gesunde Pflanzenbestandteile wie Quercetin und die Substanzen in grünem Tee senken den Eisenwert.
- Frauen leben länger als Männer und haben zudem einen niedrigeren Eisenwert.
- Blutspender, die niedrigere Eisenwerte haben, sind gesünder als Nicht-Spender.
- Bei Menschen geht ein höherer Eisenwert (Ferritinwert) mit einer höheren Sterblichkeit einher.
- Die Ansammlung von „Abfall" in der Zelle hängt mit dem Altern zusammen, und dieser Abfall ist stark eisenhaltig.
- Fasten und Sport bzw. Bewegung, die die Gesundheit verbessern und die Lebenserwartung erhöhen, senken die Eisenwerte, während das Wachstumshormon, das die Alterung beschleunigt, diese erhöht.
- Es gibt also bei allen möglichen Gesundheitsmaßnahmen sowie bei einem schlechten Gesundheits- und Alterungszustand einen Eisen-Aspekt. Eisen scheint ein fast universaler Gesundheitsmechanismus zu sein.

2. Eisen und Herzerkrankungen*

Die koronare Herzkrankheit ist eine Geißel der modernen Menschheit; in den USA ist sie die Todesursache Nummer 1, an ihr sterben jährlich etwa 600 000 Menschen. Wie im ersten Kapitel erwähnt, sind Männer viel häufiger betroffen als Frauen und sterben zwei bis fünf Mal häufiger daran als Frauen. Woran liegt das?

Lange Zeit glaubte man, den Unterschied würden die Sexualhormone ausmachen, die sich zwischen Männern und Frauen natürlich stark unterscheiden. Entweder hätten weibliche Sexualhormone wie Östrogen eine gewisse Schutzwirkung oder würden männliche wie Testosteron Schäden hervorrufen. So jedenfalls dachte man, und manche denken heute noch so.

Doch 1981 schlug der Pathologe Dr. Jerome Sullivan als Erster vor, die Unterschiede zwischen Männern und Frauen in puncto Risiko einer Herzerkrankung seien auf das Eisen im Körper zurückzuführen, wovon Männer viel mehr anreichern als Frauen.

Der Framingham-Studie zufolge, bei der eine große Gruppe Menschen viele Jahre lang beobachtet wurde, erhöhen sowohl die natürlichen Wechseljahre als auch eine Gebärmutterentfernung das Risiko von Herzerkrankungen bei Frauen. Deshalb lassen sich die häufigeren Herzerkrankungen bei Männern nicht mit den Hormonen erklären.[29]

Im nachstehenden Diagramm sehen Sie die unterschiedlichen Häufigkeiten der koronaren Herzkrankheit, differenziert nach Alter, Geschlecht und Wechseljahresstatus.[30]

---

* Im Original ist von *heart disease* die Rede. „Herzerkrankung", so die wörtliche Übersetzung, umfasst etwa Erkrankungen der Herzkranzgefäße, Arrhythmien und angeborene Herzfehler; außerdem wird der Begriff für Herz-Kreislauf-Erkrankungen gebraucht, die u. a. zu einem Herzinfarkt, Enge in der Brust (Angina) oder einem Schlaganfall führen können. Ebenfalls unter diesen Begriff fallen Erkrankungen des Herzmuskels oder der Herzklappen. In der Übersetzung wird dieser allgemeine Begriff verwendet, es sei denn, der Autor spezifiziert bereits im Original.

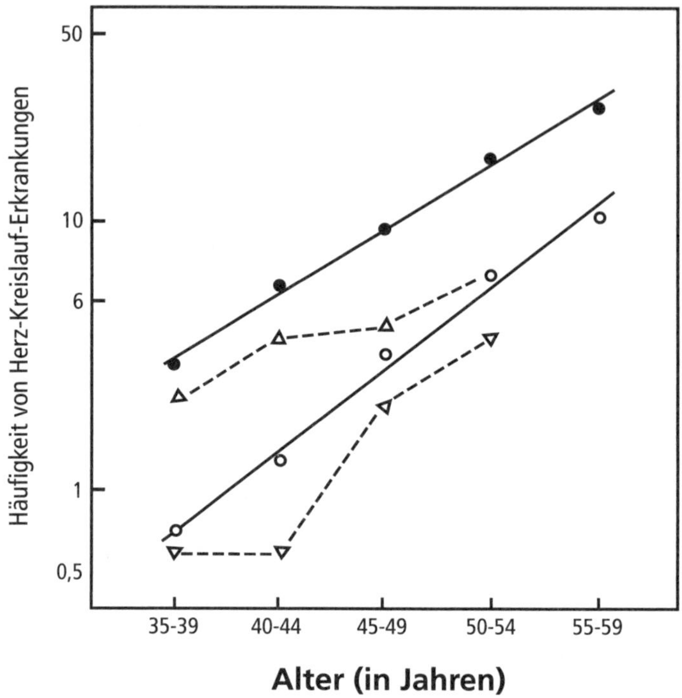

Auftreten von Herzerkrankungen nach Alter und Geschlecht. Vom niedrigsten zum höchsten Wert: fruchtbare Frauen, alle Frauen, Frauen nach den Wechseljahren und Männer

Männer jeden Alters leiden häufiger unter koronaren Herzkrankheiten und Frauen nach den Wechseljahren sind viel häufiger von koronaren Herzkrankheiten betroffen als Frauen vor den Wechseljahren, selbst bei gleichem Alter. Eine Hormonersatztherapie mit Östrogen schützt Frauen nach den Wechseljahren also nicht vor dieser Erkrankung.

Frauen, die zur Empfängnisverhütung die Pille nehmen, haben sowohl höhere Eisenwerte als auch häufiger Herzkrankheiten.

Vor den Wechseljahren verlieren Frauen Blut durch ihre Menstruation, im Schnitt etwa 35 ml pro Monat oder rund 420 ml im Jahr. Da Eisen hauptsächlich im Blut gespeichert wird, es enthält etwa 80 Prozent des gesamten Eisens im Körper, bedeutet Blutverlust auch einen Eisenverlust.

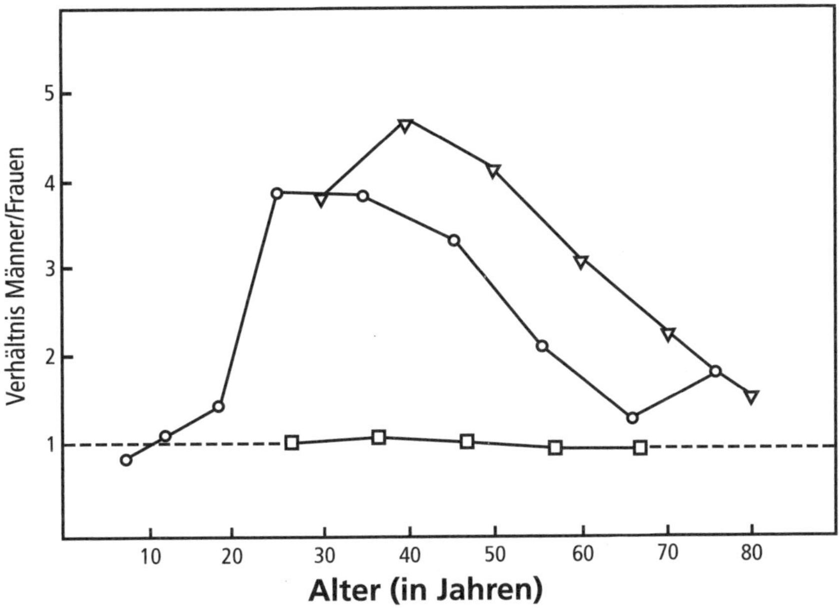

Einfluss des Alters auf das Geschlechterverhältnis bei Herzversagen (Dreiecke), das Geschlechterverhältnis bei Serumferritin (Kreise) und das Geschlechterverhältnis bei Cholesterin (Vierecke).

Und tatsächlich haben Frauen vor den Wechseljahren viel niedrigere Eisenwerte.

Und wie sieht es mit dem Cholesterin aus? Hören wir nicht seit Langem, dass wir es senken sollen, weil es Herzinfarkte verursacht? Schauen Sie sich das obige Diagramm an, um festzustellen, ob das stimmt:

Das Diagramm zeigt das Geschlechterverhältnis bei Herzversagen nach Alter, das heißt, die Zahl der Männer dividiert durch die Zahl der Frauen, die in einem bestimmten Alter Herzerkrankungen erleiden. Ebenfalls dargestellt ist das Geschlechterverhältnis beim mittleren Ferritinwert (Eisen) nach Alter. Unten im Diagramm ist das Geschlechterverhältnis des Gesamtcholesterins nach Alter angegeben.

Cholesterin spielt kaum eine Rolle. Männer haben nicht nur höhere Ferritinwerte als Frauen, sondern sterben auch häufiger an Herzerkrankungen.

Nicht die Cholesterinwerte korrelieren also mit dem Herzversagen, sondern die Serrumferritinwerte.

Vergleicht man nur Männer, bedeutet mehr Eisen auch mehr Herzinfarkte. Männer mit einem Ferritinwert (ein Maß für Eisen) von über 200 hatten ein 2,2-fach erhöhtes Herzinfarktrisiko im Vergleich zu Männern mit einem Ferritinwert von unter 200, und zwar nachdem diverse Faktoren bereinigt waren, etwa Alter, Nikotinkonsum, Belastungs-EKG mit auffälligen Werten, maximale Sauerstoffaufnahme, systolischer Blutdruck, Blutzucker, Serumkupfer, HDL-Cholesterin und Triglyzeridkonzentration.[31]

Sehr viele Männer weisen einen Ferritinwert von 200 oder mehr auf. Kein einziges Labor erachtet jedoch 200 als anormal, auch Ihr Arzt nicht. (Was normal ist und was nicht bei Eisen, darauf kommen wir später zu sprechen.)

Herzinfarkte zeigen eine starke tagesrhythmische Schwankung und treten drei Mal häufiger morgens um 9 Uhr als abends um 23 Uhr auf. Dieses Muster deckt sich mit der Schwankung des Serumeisenwertes, der morgens zwei bis drei Mal höher ist als nachts.

Eine Erkrankung (meist eine Verengung; Anm. d. Ü.) der Halsschlagader ist eine weitere Herz-Kreislauf-Erkrankung, die das Schlaganfallrisiko massiv erhöht. Dabei sammeln sich Ablagerungen an und verengen das Lumen der Arterien. Der biologische Mechanismus, der diesen Zustand hervorruft, ähnelt jenem, der auch zur Erkrankung der Herzkranzgefäße führt. In dem Maß, in dem der Ferritinwert (Eisen) ansteigt, steigt auch das Risiko einer Erkrankung der Halsschlagader, wie man dem folgenden Diagramm auf S. 39 entnehmen kann.

Wie verstopft Eisen die Arterien? Eisen ist sehr reaktionsfreudig und kann Fette und andere Moleküle schädigen und so eine Entzündung hervorrufen, die zu Ablagerungen in den Arterien führt. Bei arteriosklerotischen Läsionen ist Eisen im Vergleich zu gesundem Arterienwandgewebe erhöht.

Ein niedrigerer Eisenwert erhöht außerdem das Stickstoffmonoxid, ein wichtiger Faktor für den Schutz der Blutgefäßwände.[32]

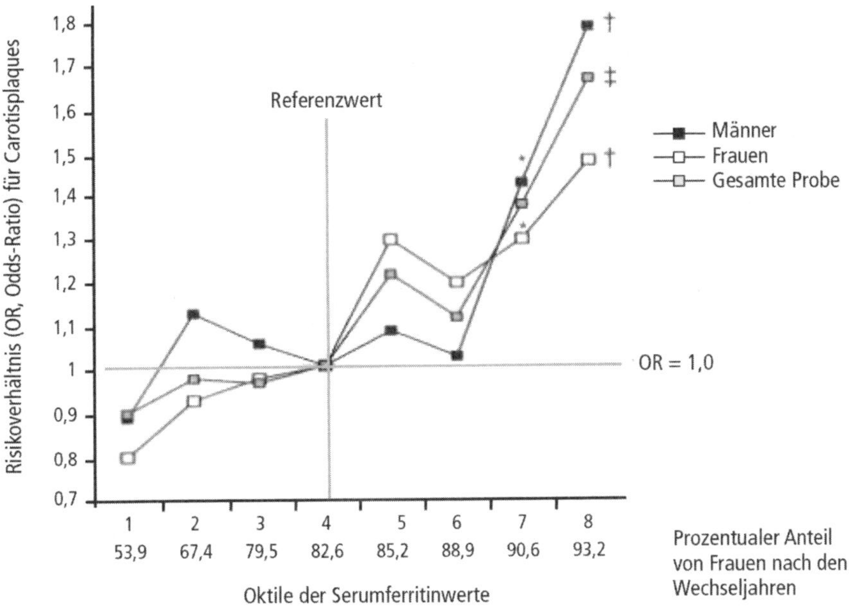

Statine, Eisen und Herzerkrankungen

Statine können das Risiko für Herzerkrankungen senken; nach einer weitverbreiteten Ansicht beruht das auch darauf, dass sie das Cholesterin beeinflussen. Doch Frauen vor den Wechseljahren bleiben weitgehend von koronaren Erkrankungen verschont – und zwar unabhängig von ihren Cholesterinwerten. Eine Hormonersatztherapie (HET) bei Frauen nach den Wechseljahren verbessert zwar deren Lipidprofil, schützt aber nicht vor Arteriosklerose oder Herzinfarkten. Etwas anderes als Cholesterin ruft also die Herzerkrankungen hervor.

Statine wirken auf den Eisenstoffwechsel ein, indem sie freies Eisen beseitigen. Die Einnahme von Statinen wird auch mit niedrigeren Ferritinwerten (Eisen) in Verbindung gebracht.[33]

In einer Studie, in der Eisen mittels Aderlass gesenkt wurde, nahmen einige Patienten Statine ein. Die Studie ergab, dass verbesserte gesundheitliche Folgen mit niedrigeren Ferritinwerten zusammenhingen, nicht aber mit besseren Cholesterinwerten (HDL und LDL).[34]

Eisen scheint viel eher die Ursache von Herzerkrankungen zu sein als Cholesterin.

In weniger wohlhabenden Länder außerhalb der westlichen Welt treten koronare Herzerkrankungen (Erkrankungen der Herzkranzgefäße) viel seltener auf als in den Industrienationen. Dort nehmen die Menschen auch viel weniger Eisen zu sich, sie haben weniger Eisen im Körper gespeichert und Eisenmangel kommt häufiger vor. Die unterschiedliche Häufigkeit von Herzerkrankungen der einzelnen Länder korreliert stark mit den Eisenspeichern des Körpers.[35]

Belege, dass Herzinfarkte mit Eisen zusammenhängen, kommen aus unterschiedlichen Quellen: von Experimenten mit Labortieren oder Zellkulturen und epidemiologischen Studien der Gesamtbevölkerung oder von Blutspendern.

Da der Eisenwert mit dem Alter ansteigt, nimmt auch das Herzinfarktrisiko zu. Männer haben ein höheres Risiko für Herzerkrankungen als Frauen; und Frauen nach den Wechseljahren ein höheres als Frauen vor den Wechseljahren. Eisen schädigt die Gefäßwände. Kombinieren Sie all diese Hinweise und es gibt eindeutige Gründe, einen Zusammenhang zwischen überschüssigem Eisen und koronaren Herzkrankheiten anzunehmen.

Die wichtigsten Punkte

- Das unterschiedliche Risiko für Herzerkrankungen bei Männern und Frauen ist zumindest teilweise auf die höheren Eisenwerte bei Männern zurückzuführen.
- Vergleicht man nur Männer, sind diejenigen mit höheren Eisenwerten häufiger von Herzerkrankungen betroffen.
- Bei Frauen führen die Wechseljahre sowohl zu höheren Eisenwerten als auch zu einer Zunahme der Herzerkrankungen.
- Bei fruchtbaren Frauen (vor den Wechseljahren) sorgt der monatliche Blutverlust für niedrigere Eisenwerte als bei Männern, und diese niedrigeren Werte gehen mit einem wesentlich geringeren Herzinfarktrisiko einher.
- Ablagerungen in der Halsschlagader werden mit hohen Eisenwerten in Verbindung gebracht.
- Die Wirkung von Statinen beruht unter Umständen auf ihrer Einwirkung auf das Eisen.
- Eine unterschiedliche Häufigkeit von Herzerkrankungen in verschiedenen Ländern hängt mit den Eisenwerten der Bevölkerung zusammen.
- Eisen ist ein sehr reaktionsfreudiges Metall und kann die Gefäßwände schädigen.

3. Eisen und Krebs

Um Ihr Krebsrisiko zu senken, müssen Sie Ihre Eisenwerte unter Kontrolle haben.

Krebserkrankungen nehmen mit dem Alter zu, und wie wir gesehen haben, steigen dann auch die Eisenwerte.

Männer erkranken häufiger an Krebs und sterben auch häufiger daran als Frauen – und sie haben höhere Eisenwerte. Bei manchen Krebsarten sind Männer bis zu vier Mal stärker gefährdet als Frauen.[36] Insgesamt liegt das Risiko, an Krebs zu sterben, bei Männern um rund 35 Prozent höher. Höhere Eisenwerte bei Männern könnten diesen Unterschied größtenteils erklären, da sich bei Männern Eisen ab einem Alter von etwa 18 Jahren anzusammeln beginnt, während sich bei Frauen überschüssiges Eisen erst mit über 50 ansammelt.[37]

Den eindrucksvollsten Nachweis, dass Eisen bei Krebs eine Rolle spielt, liefert eine Studie, bei der eine Gruppe von Patienten zur Senkung des Eisenwertes nach dem Zufallsprinzip entweder zu einem Aderlass eingeteilt wurden oder keine Behandlung bekamen.[38] Die Studie sollte Aufschluss darüber geben, ob diese therapeutische Blutentnahme periphere arterielle Verschlusskrankheiten behandeln kann. Im Schnitt wurden die Teilnehmer 4,5 Jahre beobachtet und zu Beginn der Studie litten sie nicht nur unter Krebs.

Die Ergebnisse zeigten: Die Patienten, die für die Eisenreduzierung eingeteilt waren, erkrankten mit einer Häufigkeit von 35 Prozent seltener an Krebs und starben rund 60 Prozent seltener daran als jene Versuchspersonen, die keine Behandlung zur Eisenreduzierung erhalten hatten.

Außerdem führt ein Aderlass nicht bei allen Menschen zum gleichen Eisenwert. Dieser hängt natürlich vom Ausgangswert ab – Menschen mit hohen Eisenwerten müssen mehr Blut spenden, um ihr Eisen zu senken, als Menschen, deren Wert von vornherein niedriger ist. Die Ergebnisse hängen zudem von ihrer Compliance bei der Behandlung ab, also davon, ob sie regelmäßig teilnehmen und somit insgesamt mehr Blut abgeben als andere, die seltener oder gar nicht erscheinen.

Darum ist es wichtig festzuhalten, dass die Versuchsteilnehmer, die Krebs entwickelten – und zwar entweder aus der Eisenreduzierungsgruppe oder aus der Gruppe ohne Behandlung – ähnlich erhöhte Eisenwerte hatten; die Teilnehmer beider Gruppen, die nicht an Krebs erkrankten, hatten einen viel niedrigeren Eisenspiegel. Das Ferritin (Eisen) lag bei jenen, die von Krebs betroffen waren, im Schnitt bei 127 ng/ml; diejenigen, die nicht erkrankten, hatten einen Ferritin-Wert von 76.

Wie wir im Folgenden noch sehen werden, lässt sich ein Eisenwert ähnlich dem der krebsfrei gebliebenen Gruppe relativ leicht erreichen. Allerdings ist es auch relativ leicht, einen ähnlichen Wert zu haben wie jene Probanden, die Krebs entwickelten, wenn Sie einen im Westen üblichen Lebensstil pflegen und nicht aktiv etwas gegen Ihre möglicherweise erhöhten Eisenwerte tun.

Einer Bevölkerungsstudie zufolge hatten Menschen mit einem Eisenspiegel oberhalb einer bestimmten Toleranzgrenze (sogenannter Cut-off-Wert) ein dreifach höheres Darm- und ein eineinhalb Mal höheres Lungenkrebsrisiko.[39]

Forscher in Taiwan stellten fest, dass Männer, deren Eisenwerte am oberen Ende des Normbereichs lagen, rund drei Mal häufiger an Krebs erkrankten als Männer mit Eisenwerten am unteren Ende des Normbereichs.[40]

Eine Bevölkerungsstudie mit mehr als 6000 amerikanischen Männern und Frauen, die zu Beginn der Studien gesund waren, ergab: Diejenigen mit einem Serumeisenwert im höchsten Viertel hatten ein fast *doppelt* so hohes Risiko, an Krebs zu sterben.[41]

Bemerkenswert ist noch, dass Männer bei allen Eisenwerten eine Krebstodrate von 4,7 pro 1000 Personenjahre hatten, bei Frauen hingegen war die Rate viel niedriger, sie lag bei 2,8. Eisen schlägt also auch hier wieder zu.

Eisenchelatoren bekämpfen Krebs

Wenn Eisen Krebs verursacht, dann würden wir erwarten, dass Eisenchelatoren oder Chelatbildner, also synthetische oder natürliche chemische Stoffe, die Eisen binden und abbauen, die Krebsraten senken oder vielleicht sogar Krebs behandeln können.

Und genau das hat man tatsächlich festgestellt: Bei Labormäusen, denen Prostatakrebszellen eingesetzt wurden, senkte der Eisenchelator IP6, der in Reiskleie vorkommt, das Tumorwachstum um 75 Prozent, wenn er dem Trinkwasser zugegeben wurde.[42]

In einer anderen Studie mit Mäusen zeigten Eisenchelatoren eine erstaunliche antitumorale Wirkung – die Tumore gingen bei den Mäusen in nur fünf Tagen um die Hälfte zurück. Die Wirkung dieser Chelatoren lässt sich mit dem Zytostatikum Doxorubicin vergleichen, ein Wirkstoff, der in der Chemotherapie gegen Krebs eingesetzt wird.[43] Die Chelatbildner aktivieren einen Zellvorgang, der zur Selbstzerstörung der Krebszellen führt. Normale Zellen, auch die Blutzellen und die Zellen des Immunsystems, blieben von seiner Wirkung unberührt.

Es gibt viele andere, ähnliche Studien mit Labortieren und Zellkulturen. Doch wie sieht es beim Menschen aus?

Eine Forschungsstudie wollte feststellen, ob Chelatbildner in einer stark gefährdeten Gruppe Krebs verhindern konnten. Männer mit einer Prostata-Erkrankung, einer sogenannten Prostata-Neoplasie, die ein hohes Krebsrisiko darstellt, wurden in zwei Gruppen eingeteilt. Dreißig Männern nahmen ein Jahr lang drei Mal täglich Kapseln mit je 200 mg Grüntee-Extrakt ein. Weitere dreißig Männer erhielten ein Placebo-Präparat. Die Bestandteile im Grüntee-Extrakt wirken stark eisenbindend.

Nach einem Jahr wurde bei 30 Prozent der Männer in der Placebogruppe Krebs diagnostiziert. In der Gruppe, die den Grüntee-Extrakt einnahm, entwickelte nur ein einziger Mann Krebs, in Zahlen ausgedrückt waren es etwa 3 Prozent. Das Risiko wurde um 90 Prozent gesenkt – ein überraschendes Ergebnis.

Diese Bestandteile, die Katechine im Grüntee-Extrakt (in der Humanstudie) und IP6 (in der Studie mit Mäusen), bauen nicht nur Eisen ab, sondern wirken auch noch vielfältig anders auf Zellen ein, deshalb ist es nicht gesichert, dass die eisenbindende Wirkung die (alleinige) Ursache der krebsabwehrenden Kräfte ausmacht. Dennoch haben sich auch andere Bestandteile, die nur Eisen binden, als wirksam gegen Krebszellen erwiesen, daher werden sie für die Krebsbehandlung vorgeschlagen.[44]

Aspirin senkt Eisenwerte und Krebsraten

Wie kürzlich festgestellt wurde, verringert eine langfristige Einnahme von niedrig dosiertem Aspirin Krebsraten signifikant, im Fall von Speiseröhrenkrebs sogar um 75 Prozent.[45] Andere Krebsarten traten um 30 bis 50 Prozent seltener auf; insgesamt erkrankten Personen, die Aspirin einnehmen, rund 20 Prozent seltener Krebs. Da Aspirin entzündungshemmend wirkt, wurde spekuliert, dass die antikanzeröse Wirkung auf diesem Weg zustande kommen könnte.

Andere wiederum haben eine Verbindung mit Eisen hergestellt. Aspirin verursacht – selbst in niedriger Dosierung – schwache Darmblutungen, meist so leicht jedoch, dass sie nicht nachweisbar sind. Dauert solche eine Blutung aber lange genug an, führt sie bei den Menschen, die Aspirin einnehmen, zu niedrigeren Eisenwerten.

Bei einer langfristigen niedrig dosierten Aspirineinnahme wird das Eisen immer weiter gesenkt, ähnlich wie bei einem Aderlass. Dieser Mechanismus lässt sich mit der Beobachtung vergleichen, dass die Wirkung des niedrig dosierten Aspirins auf Krebs erst nach etwa fünfjähriger Einnahme eintritt.

Aspirin wird auch mit einer wesentlich geringeren Metastasierung in Verbindung gebracht, wenn der Krebs also an andere Körperstellen als dem ursprünglichen Tumor streut.[46] Die langfristige Einnahme niedrig dosierten Aspirins senkt das Risiko der Metastasierung bei Darmkrebs um bis zu 75 Prozent und bei anderen Krebsarten um bis zur Hälfte. Tumoren den Zugriff auf Eisen zu entziehen, kann ein wichtiger Mechanismus bei der Reduzierung von Metastasen sein.

In dem Abschnitt über die Senkung des Eisenwertes werde ich noch weiter auf Aspirin eingehen.

Rauchen, Eisen und Lungenkrebs

Seltsamerweise haben Zigarettenraucher in den USA heute ein weitaus höheres Lungenkrebsrisiko, ein etwa zehnfaches, als Raucher in Japan.[47] Das zeigt, dass andere, vielleicht multiple Faktoren neben dem Rauchen in das Lungenkrebsrisiko mit hineinspielen.

Aspirin ist *ein* Faktor, der das Lungenkrebsrisiko reduzieren kann. Dieses Risiko lag bei Männern, die schon lange Aspirin einnehmen, um 26 Prozent niedriger. Bei Frauen hingegen zeigte Aspirin keine Wirkung.[48] Diese Tatsache untermauert die Argumente dafür, dass Eisen bei der Entstehung von Lungenkrebs eine Rolle spielt, da Frauen niedrigere Eisenwerte haben als Männer. Diese Werte mit Aspirin weiter zu senken, zeigte keine Wirkung; doch die Senkung der höheren Eisenwerte von Männern verringerte deren Lungenkrebsrisiko.

Eisen und Tumorstammzellen

Tumor- oder Krebsstammzellen sind in einem Tumor vorhandene Krebszellen, die sich in andere Krebszellen differenzieren können. Allem Anschein nach sind sie ein wichtiger Entstehungsort nicht nur von Tumoren, sondern auch von erneut auftretendem Krebs nach der Therapie; das heißt, Krebsstammzellen müssen vollständig entfernt werden, um ein erneutes Auftreten der Krankheit zu verhindern. Die Therapie schlägt fehl, wenn Krebsstammzellen verbleiben; und diese Zellen spielen auch bei Metastasen eine Rolle.

Bei einem normalen, physiologischen (d. h. nicht-toxischen) Wert kann Eisen Tumorstammzellen hervorrufen.[49] Es regelt bestimmte Gene in Krebsstammzellen hoch und spielt als solches eine wichtige Rolle bei „aggressivem Krebsverhalten" und Metastasierung.

Umgekehrt stellt die Eisenkontrolle jedoch einen therapeutischen Angriffspunkt in der Behandlung der Krebsstammzellen dar.[50] Eisen, das einer Zellkultur von Krebsstammzellen zugegeben wurde, förderte deren Wachstum enorm; Eisenchelatoren jedoch, also chemische Stoffe, die Eisen binden und abbauen, unterdrückten das Wachstum der Krebsstammzellen. Je weniger Eisen in dem Zellmedium vorhanden war, desto weniger Tumorstammzellen entwickelten sich.

Die Verfasser der Studie kamen zu folgendem Schluss: „Eisen ist ein Schlüsselelement für die Vermehrung und Differenzierung von Krebsstammzellen. Eine das Eisen kontrollierende Therapie mit Chelatbildnern ist ein neuartiges therapeutisches Ziel in der Behandlung von Tumorstammzellen."

Die Eisenwerte in einem niedrig-normalen Bereich zu halten, sollte also eine vernünftige Maßnahme gegen Krebs darstellen.

Krebs als Ferrotoxikose

Einige Forscher äußern sich sehr klar zu dem Zusammenhang zwischen Eisen und Krebs und sind der Meinung, Krebs weise Aspekte einer „Ferrotoxikose" auf.[51] Einfach ausgedrückt heißt das: Eisen kann Krebs begünstigen. Tatsächlich wirkt Eisen bei Labortieren krebsauslösend und viele Erkrankungen eines Eisenüberschusses beim Menschen werden einem höheren Krebsrisiko zugeordnet.

Shinya Toyokuni, einer dieser Forscher, sagt: „Eine gute Kontrolle der Eisenspeicher des Körpers wäre eine weise Strategie zur Krebsvorbeugung."

Mit anderen Worten, wenn Sie Ihren Eisenwert kennen und ihn unter Kontrolle halten, kann das auch als Krebsprophylaxe wirken. Viele Menschen kennen den eigenen Cholesterinwert, da Ärzte diesen gerne und häufig messen, und aus den Medien wissen wir um seine Bedeutung. Doch fast niemand kennt seinen Eisenwert, der nach der Einschätzung des Autors und vieler anderer weitaus wichtiger für die Gesundheit ist als das Cholesterin. Das muss sich ändern.

Der Zusammenhang zwischen Eisen und Krebs wird unterschätzt

Zum Zusammenhang zwischen Eisenwerten und Krebs ließen sich noch weitere Studien zitieren, doch ich lasse es nun gut damit sein. Der Grund, warum hier, auch auf die Gefahr hin, die Leser zu langweilen, diese Studien angeführt werden, liegt darin: Wie oft lesen Sie in der allgemeinen Gesundheitspresse darüber, dass Eisen Krebs hervorrufen kann?

Nie. Genau so oft.

Haben Sie Ihren Arzt je das Krebsrisiko von zu hohem Eisenwerten erwähnen hören? Bei 99,9 Prozent der Leser lautet die Antwort sicher „Nein“.

Die gängige Sichtweise zu Krebs ist, einmal abgesehen von Rauchen und Lungenkrebs, dass Krebs einfach „irgendwie“ entsteht und man nicht viel dagegen machen kann. Krebs wird häufig buchstäblich wie eine Tragödie behandelt, ein Schicksalsschlag oder ein unvermeidbares Los, der bzw. das einen zufällig trifft.

Das stimmt einfach nicht. Eisen ist zwar nicht das Einzige, was Krebs hervorrufen oder sein Risiko erhöhen kann, aber es ist eine wichtige Ursache, besonders bei ansonsten gesunden Menschen, die wenig andere Risikofaktoren zu haben scheinen.

Selbst beim Zusammenhang von Rauchen und Krebs kann die hohe Eisenkonzentration im Tabakrauch bedeuten, dass Eisen einer der wichtigsten krebsauslösenden Bestandteile sein kann.[52]

Wie Eisen Krebs auslösen kann

Eisen verursacht die Bildung schädlicher freier Radikale, insbesondere des Hydroxyl-Radikals, und das kann mit Zellstrukturen interagieren und sie schädigen. Andere Strukturen, die geschädigt werden, sind unter anderem die DNA; und Mutationen in der DNA können Krebs auslösen.[53] Schäden an der DNA lassen sich mit Eisenchelatoren verhindern, den chemischen Stoffen, die Eisen binden und entfernen.

Krebszellen zeichnen sich durch unkontrolliertes Wachstum aus und benötigen etliche Nährstoffe in großer Menge, insbesondere Glukose und Eisen. Sobald der Krebs also entstanden ist, kann Eisen sein Wachstum begünstigen. Bei Mäusen wachsen Tumore doppelt so schnell, wenn das Futter eine normale Eisenmenge enthält, im Gegensatz zum Tumorwachstum bei einer eisenarmen Fütterung.

Eisen kann Krebs auch begünstigen, weil es die Immunfunktion unterdrückt. Normalerweise kontrollieren die Zellen des Immunsystems den Körper auf Krebszellen hin und zerstören diese, wenn sie auf sie stoßen.

Ein Versagen der Immunabwehr ist deshalb wesentlicher Bestandteil in der Krebsentwicklung und zu viel Eisen kann die Funktion der Immunzellen beeinträchtigen. Dann werden Krebszellen entweder nicht entdeckt oder können nicht vernichtet werden.

Die Eisenspeicher niedrig zu halten, hilft also, Krebs zu vermeiden. Wie Sie das erreichen können und welchen Eisenwert Sie anstreben sollten, besprechen wir in einem späteren Kapitel.

Wenn Sie nicht rauchen, nicht übermäßig viel Alkohol trinken, sich bewegen, Fertignahrung meiden, schlank bleiben und ausreichend Vitamin D bilden können oder einnehmen, glauben Sie vielleicht, Sie hätten alles in Ihrer Macht Stehende getan, um gesund zu bleiben und Krebs zu vermeiden. Leider ist das nicht der Fall, denn falls Sie einen hohen Eisenwert haben, stellt das einen wesentlichen Risikofaktor dar, den Sie außer Acht gelassen haben.

Die wichtigsten Punkte

- Männer haben sowohl höhere Eisenwerte als Frauen als auch ein höheres Krebsrisiko.
- Der Aderlass senkt das Krebsrisiko drastisch.
- Männer oder Frauen mit hohen Ferritinwerten haben ein höheres Krebsrisiko.
- Eisenbindende Chelatbildner bekämpfen Krebs.
- Aspirin reduziert das Krebsrisiko und reduziert auch die Menge des im Körper gespeicherten Eisens.
- Krebszellen benötigen große Mengen an Eisen.
- Eisen begünstigt das Tumorwachstum.

4. Eisen wird mit Gehirnerkrankungen und kognitivem Abbau in Verbindung gebracht

Alzheimer, Parkinson und Demenz zählen zu den am meisten gefürchteten Alterskrankheiten. Die Menschen haben nicht solche Angst vor ihnen, weil sie buchstäblich schlimmer sind als beispielsweise Krebs, sondern weil sie uns allem Anschein nach unsere Identität rauben. Mit der nachlassenden Gehirnfunktion schwindet unser Selbst dahin, bis wir hilflos sind und für andere eine Last darstellen.

Eisen im Gehirn und Alzheimer

Alzheimer ist die vielleicht bekannteste Gehirnerkrankung. Bei dieser Krankheit sammeln sich Plaques in den Nervenzellen des Gehirns an, die deren Funktionieren beeinträchtigen.

Eisen hängt eng mit der Pathogenese von Alzheimer zusammen. In den Plaques, die diese Krankheit kennzeichnen, finden sich hohe Eisenkonzentrationen.[54] Außerdem korreliert die Ansammlung von Eisen mit den von Alzheimer befallenen und geschädigten Gehirnbereichen.[55]

Oxidativer Stress, also ein Überschuss an freien Radikalen, der den Schaden verursacht, wird stark mit Alzheimer assoziiert.[56] Ein Eisenüberschuss führt zu oxidativem Stress und stellt so eine weitere mechanische Verbindung dar.

Typ-2-Diabetes, der durch Insulinresistenz gekennzeichnet ist, ist ein Risikofaktor für Alzheimer, und diese Erkrankung wird in der Tat als „Typ-3-Diabetes“ bezeichnet. Diabetes kann zu einer Fehlregulation des Eisenstoffwechsels führen und so zu einer Ansammlung von überschüssigem Eisen im Gehirn.

Eine Forschungsgruppe zu Alzheimer stellte fest: „Eine *durchgängige* Beobachtung bei Alzheimer ist eine Dysregulation von Metallionen“, darunter Eisen. Beachten Sie den Begriff „durchgängig“, der Eisen als eine Ursache berührt. Diese Forscher schlagen eisenbindende Präparate, darunter das EGCG aus Grüntee und Kurkumin, als vielversprechende Therapeutika für Alzheimer vor.[57]

Eisen (Ferritin), wie es in der Rückenmarksflüssigkeit gemessen wird, wird unabhängig davon mit kognitivem Abbau, der zu Alzheimer führt, in Verbindung gebracht. Der Ferritinwert kann sogar den kognitiven Status anzeigen.[58] Dieses Ergebnis ist unter anderem deshalb bedeutsam, weil es zeigt, dass der Wert der vermeintlich sicheren Speicherform des Eisens, das Ferritin, stark mit kognitivem Abbau in Zusammenhang gebracht wird: mehr Ferritin, mehr Abbau. Es sieht so aus, als sei Ferritin gar nicht so sicher wie bislang angenommen. Nach Ansicht der Forscher hat das überschüssige Eisen im Gehirn bei Alzheimer eine genetische Grundlage. Die mag es durchaus haben, doch Eisen muss von außerhalb des Körpers kommen, und das lässt sich mit verschiedenen Methoden bremsen und es lässt sich auch wieder entfernen – auf diese Methoden gehen wir später ein.

Männer erkranken häufiger an Alzheimer und bei gesunden älteren Männern gingen häufige Genvarianten, die den Eisenstoffwechsel steuern, mit erhöhten Eisenwerten im Gehirn einher.[59] Männer reichern allgemein mehr Eisen im Gehirn an als Frauen, was ihr höheres Risiko für Alzheimer und andere Gehirnerkrankungen erklärt.

Ein Gruppe von Wissenschaftlern berichtete kürzlich von einer erstaunlichen Entdeckung: Als sie die Gehirne von zehn Alzheimerpatienten untersuchten, fanden sie in jedem davon Pilze; bei zehn anderen Patienten ohne diese Erkrankung hingegen fanden sie keinerlei Pilze.[60] Wie wir in dem Abschnitt über Infektionen noch sehen werden, benötigen Pilze Eisen, um zu wachsen und sich fortzupflanzen; überschüssiges Eisen im Gehirn könnte so den „Sprit“ für diese Mikroorganismen darstellen, die zu Alzheimer führen. In dieser Situation könnten Eisenchelatoren oder eine therapeutische Blutspende den Pilzen oder anderen mikrobiellen Eindringlingen das Eisen entziehen und so zu ihrem Absterben beitragen. Die Hypothese der Pilzinfektion passt gut zum langsamen Fortschreiten der Erkrankung sowie zur Aktivierung des Immunsystems, die dabei zu beobachten ist.

Eisen im Gehirn, Parkinson und Lebenserwartung

Parkinson ist eine fortschreitende Gehirnerkrankung, die die Bewegung beeinträchtigt. Hervorgerufen wird sie durch den Schwund von Neuronen, die in der *Substantia nigra*, einer Region des Mittelhirns, Dopamin produzieren. Eine oxidative Schädigung führt zum Absterben dieser Neuronen. Wird Parkinson nicht richtig behandelt, kann es zum Tod führen.

Der Ungar József Knoll entdeckte den Wirkstoff Selegilin, der zur Parkinson-Behandlung eingesetzt wird. Knoll zufolge verlieren alle Menschen nach dem 45. Lebensjahr pro Jahrzehnt durchschnittlich 13 Prozent ihrer Dopaminneuronen. Dieser Verlust scheint von zentraler Bedeutung für den Alterungsprozess zu sein.

Würden wir lange genug leben, müssten wir alle bei dieser Rate Parkinson entwickeln. Der Grund dafür, warum manche Menschen daran erkranken und andere nicht, liegt darin, dass sie in diesem 10-Jahres-Zeitraum mehr als 13 Prozent Neuronen einbüßen. Gehen die Dopaminneuronen auf etwa 30 Prozent unter dem Normwert zurück, bricht die Krankheit aus; und gehen diese Neuronen auf 10 Prozent des Normalwertes zurück, tritt der Tod ein.

Das obige Diagramm, das Knolls Buch entnommen ist, zeigt: Bei einer steileren Rückgangsrate von Dopaminneuronen tritt Parkinson im Alter zwischen 55 und 75 auf; bei einer „normalen" Rückgangsrate würde jeder Mensch im Alter von 115 Jahren an Parkinson sterben. Die sinkende Zahl der Dopaminneuronen setzt der menschlichen Lebenserwartung also eine Grenze.

Selegilin, der von Knoll entdeckte Wirkstoff, schützt die Dopaminneuronen vor Zerstörung und erhöht die Lebenserwartung von Labortieren, was die Theorie weiter stützt, dass Dopaminneuronen die Lebenserwartung begrenzen. In Knolls Studie mit Ratten lebten diejenigen Tiere, die Selegilin bekamen, 35 Prozent länger als die Tiere der Kontrollgruppe. Das ist eine merkliche Verlängerung, vergleichbar der durch die Kalorienrestriktion.

Parkinson wird ebenfalls mit der Ansammlung von Eisen in den Gehirnbereichen in Verbindung gebracht, die diese Krankheit befällt.[61]

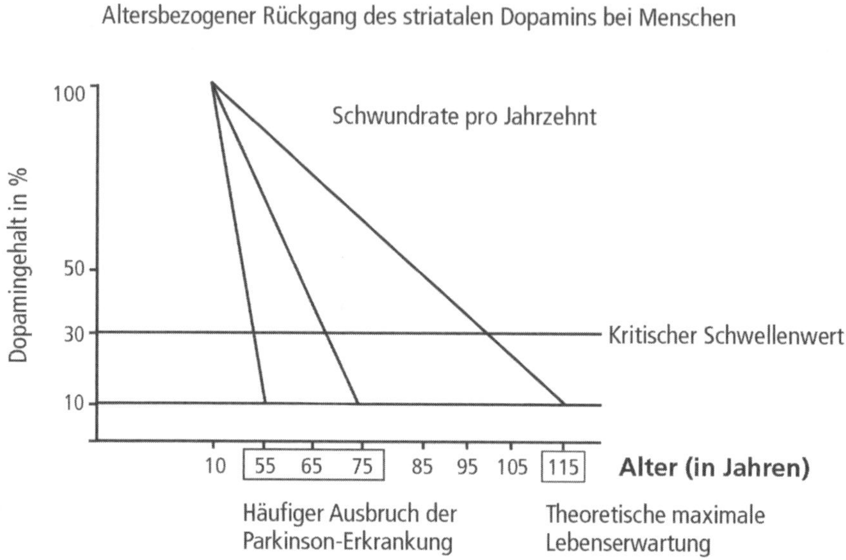

Selegilin erhöht nicht nur die Lebenserwartung von Labortieren, es schützt das Gehirn auch vor überschüssigem Eisen.[62] Das bedeutet: Eisen führt zum Absterben von Dopaminneuronen; und diese vor Eisen zu schützen, schützt nicht nur vor Parkinson, sondern verlangsamt auch den Alterungsprozess. Das Gehirn vor einer Ansammlung von überschüssigem Eisen zu bewahren, ist entscheidend für eine gute Gehirngesundheit im Alter und zur Erhöhung der Lebenserwartung.

Männer leiden häufiger unter Parkinson und Alzheimer und bei Männern sammelt sich mehr Eisen in den betroffenen Gehirnarealen an.[63] Männer haben auch insgesamt höhere Eisenwerte. Der Alterungsprozess ist außerdem eng mit diesen beiden Erkrankungen verbunden; und ältere Menschen reichern mehr Eisen im Körper an als jüngere.

Eine leichte kognitive Beeinträchtigung, ein Vorläufer von Alzheimer, ist ebenfalls von einer Ansammlung von Eisen im Gehirn geprägt.[64]

Viele Forscher stellen die Verbindung zwischen einer Eisenansammlung und Gehirnerkrankungen fest und schlagen deshalb Therapien vor, die die Eisenwerte reduzieren.

Ein Übersichtsartikel empfahl als Therapie für Alzheimer den „Aderlass“, also die gezielte Blutentnahme und Reduzierung der Eisenspeicher.[65] Hier ein Zitat aus der Zusammenfassung des Artikels:

> „Die Eisenspeicher des Körpers, die mit dem Alter zunehmen, könnten ausschlaggebend sein für die Entstehung und das Fortschreiten der Alzheimer-Erkrankung. In erhöhtem Umfang gespeichertes Eisen wird mit häufig auftretenden Krankheiten wie Diabetes und Gefäßerkrankungen in Verbindung gebracht, die das Risiko, an Alzheimer zu erkranken, steigen lassen. Weiterhin könnte übermäßig gespeichertes Eisen außerdem Schäden durch oxidativen Stress / freie Radikale in empfindlichen Neuronen begünstigen, eine entscheidende frühe Veränderung bei Alzheimer. Ein hier beschriebenes ferrozentrisches Modell von Alzheimer bildet die Grundlage für einen vernünftigen, leicht zu untersuchenden, experimentellen therapeutischen Ansatz für Alzheimer, der im Falle des Erfolgs sowohl weithin anwendbar als auch kostengünstig wäre. Klinische Studien belegen, dass ein Aderlass eine wirksame Methode ist, gespeichertes Eisen sicher und vorhersehbar zu entfernen, ohne eine Anämie auszulösen. Wir stellen die Hypothese auf: Gespeichertes Eisen mittels kontrollierter – um einen Eisenmangel zu verhindern – Blutentnahme zu beseitigen, verbessert die Gehirndurchblutung, es verlangsamt neurodegenerative Veränderungen und verbessert die kognitiven und Verhaltensfunktionen bei Alzheimer.“

Auch Chelatbildner, das sind Medikamente oder andere natürliche chemische Stoffe, die Eisen binden und beseitigen, wurden für die Therapie bei Alzheimer und Parkinson vorgeschlagen.

Die im grünen Tee vorkommenden Katechine wurden ebenfalls für die Behandlung dieser Gehirnerkrankungen empfohlen. Diese Substanzen binden Eisen und überwinden die Blut-Hirn-Schranke; dabei dringen sie in das Gehirn ein und entfernen das Eisen.[66]

Ferritin: gespeichertes Dynamit

Lassen Sie uns an dieser Stelle etwas abschweifen zu dem Thema freies Eisen versus Ferritin.

Wie bereits erwähnt, ist Eisen ein sehr reaktionsfreudiges Atom, ähnlich wie Sauerstoff; deshalb hat der Körper Mechanismen entwickelt, um seine Reaktionsfreudigkeit in Schach zu halten, es hinter schützende Molekülwände „wegzusperren", damit es sicherer wird und mit geringerer Wahrscheinlichkeit Schaden anrichtet. Die Hauptmethode, mit der der Körper Eisen in Schach hält, ist das Proteinmolekül Ferritin, das Eisenatome in seinem Kern bindet und diese für eine Reaktion mit anderen Molekülen unerreichbar macht.

Jedes Ferritinmolekül speichert in seinem Inneren bis zu 4500 Eisenatome.

Wenn wir älter werden, steigt der Ferritinspiegel tendenziell an, was den Anstieg im Eisenspeicher widerspiegelt, der von der ständigen Eisenaufnahme und den meist sehr geringen Eisenverlusten herrührt.

Mit zunehmendem Alter nimmt tendenziell auch das freie Eisen zu. Grundsätzlich kann der Körper zunehmend schlechter das Eisen im Ferritin „wegsperren" und die Menge an freiem Eisen im System steigt. Diese Situation ist ungesund.

In vielen oder den meisten Krankheitsfällen, wie bei Alzheimer und Parkinson, ist der Übeltäter, der den Schaden anrichtet, das freie Eisen, nicht das Ferritin – das ist zumindest heute die gängige Sichtweise. (Sowohl beim Eisenstoffwechsel als auch bei den Gehirnerkrankungen gibt es noch großen Lernbedarf.) Darum stellt sich die Frage, ob eine Reduzierung der Ferritinwerte mittels Aderlass das Krankheitsrisiko senken oder bereits aufgetretene Erkrankungen behandeln kann.

Das Problem bei Alzheimer und Parkinson könnte zum Teil auf eine gestörte Eisenregulation zurückzuführen sein. Anders ausgedrückt, bei Patienten mit diesen Erkrankungen könnte etwas in deren Gehirnphysiologie das Gehirn für mehr freies Eisen disponieren. Solche Faktoren, die höhere Werte an freiem Eisen begünstigen, könnten genetisch oder umweltbedingt sein – oder beides.

Trotzdem sind bei Patienten mit diesen Erkrankungen auch erhöhte Ferritinwerte im Gehirn festzustellen, also höhere Werte des Eisenspeichermoleküls. Steht ausreichend Ferritin zur Verfügung, genügt das bereits, um daraus Eisen freizusetzen, das dann Schaden anrichtet.

Überschüssiges Ferritin ist vergleichbar mit einer Kiste Dynamit zu Hause; solange das Dynamit nie in die Nähe von Feuer kommt, ist es sicher, aber wehe, wenn doch. Niemand will also eine Kiste Dynamit zu Hause aufbewahren. Das Gleiche gilt für Ferritin. Erhöhte Werte von freien Radikalen in Neuronen und Gliazellen (die „Nebendarsteller" im Gehirn) sorgen recht wahrscheinlich dafür, dass Eisen aus Ferritin freigesetzt wird, wie ein Streichholz, das eine Dynamitstange ansteckt.

Selbst wenn Ferritin als Eisen in sicherer Form betrachtet wird, senkt eine Reduzierung des Ferritins die Menge des schädigenden freien Eisens. Anders ausgedrückt, dann ist einfach weniger da, was explodieren könnte.

Außerdem können bestimmte Behandlungen die Menge des Ferritinproteins erhöhen, das dann zur Speicherung von Eisen zur Verfügung steht, was wiederum die Menge an freiem Eisen im System verringert. Zu diesen Behandlungen gehören Substanzen, die eine sogenannte Hormesis bewirken; sie tritt auf, wenn der Körper als Reaktion auf bestimmte stimulierende Wirkstoffe oder schwach dosierte Toxine die molekulare Abwehr aktiviert. Zu den bekannten Stoffen, die eine Hormesis auslösen, zählen EGCG und weitere Substanzen in grünem Tee, Kurkumin, Resveratrol und andere. Einige davon können daher bei der Vorbeugung oder Behandlung von Alzheimer und Parkinson nützlich sein.

Andere Maßnahmen, die eine Hormesis bewirken, sind Bewegung bzw. Sport und Intervallfasten; wenn man also schlank und in Form bleibt, kann das für die Vorbeugung altersbedingter Gehirnerkrankungen viel ausrichten, indem man den Eisenstoffwechsel in einem gut kontrollierten Zustand hält. Diese Maßnahmen senken auch das Risiko enorm, an Typ-2-Diabetes zu erkranken, was wiederum das Alzheimer-Risiko senkt.

Eisenchelatoren wirken dahingehend, dass sie direkt mit dem freien Eisen, nicht mit dem Ferritin, interagieren und es beseitigen. IP6 (Inositol-Hexaphosphat), ein Molekül, das vor allem in Reiskleie enthalten ist, bindet Eisen stark und beseitigt es; es wird für die Behandlung von Parkinson erwogen.[67] In der Zellkultur schützt IP6 Neuronen, also die Gehirnzellen, signifikant.

Auf die Chelatbildner gehe ich in einem späteren Kapitel noch ausführlicher ein.

Die wichtigsten Punkte

- Sowohl Alzheimer als auch Parkinson hängen mit hohen Eisenwerten im Gehirn zusammen.
- Parkinson ist auf das Absterben der Dopaminneuronen zurückzuführen, das bei allen Menschen stattfindet.
- Die Eisenwerte sind auch bei leichter kognitiver Beeinträchtigung erhöht.
- Eine Blutentnahme kann förderlich sein für die Behandlung von Alzheimer.
- Ferritin kann zu schädlichem freiem Eisen abgebaut werden; es ist biologisches „Dynamit“.
- Eisenchelatoren reduzieren die Menge an freiem Eisen, d. h. Eisen in seiner schädlichen Form.

5. Diabetes, Fettleibigkeit und Eisen

Übergewicht und Fettsucht haben mittlerweile epidemische Ausmaße angenommen und als Folge davon ist auch Diabetes massiv auf dem Vormarsch. Könnte beides mit Eisen zusammenhängen? Dafür gibt es zahlreiche Belege.

Tatsächlich besteht ein Zusammenhang zwischen Eisen und Fettleibigkeit. In einer Gruppe von Japanern mit einem Durchschnittsalter von 58 Jahren stand Ferritin in signifikanter Wechselbeziehung zum Viszeralfett, subkutanen Fett, Leberfett und zur Insulinresistenz.[68] Ähnliche Ergebnisse waren auch in einer mexikanischen Bevölkerungsgruppe zu beobachten.[69]

Fettleibigkeit ist gekennzeichnet durch Insulinresistenz, das ist die relative Unfähigkeit der Zellen, angemessen auf Insulin – ein von der Bauchspeicheldrüse ausgeschüttetes Hormon – zu reagieren. Insulin fördert die Aufnahme von Glukose (Zucker) aus dem Blut in die Zellen, und es verhindert die Freisetzung von Fett aus den Fettzellen. Wenn eine Insulinresistenz lange genug anhält, kann sich daraus Typ-2-Diabetes entwickeln.

Bei Fettleibigkeit steigt der Eisenspiegel, die Insulinsensitivität und der Adiponektinspiegel sinken und überschüssige Kalorien werden in Fettzellen verschoben. Damit einher gehen vermehrte Entzündungen und oxidativer Stress.

Was lässt die Eisenwerte ansteigen? Zum einen der Alterungsprozess. Wie bereits erwähnt, hat der Körper keine regulierte Möglichkeit, sich selbst von überschüssigem Eisen zu befreien; Bluten ist die einzige natürliche Art und Weise, die Eisenspeicher zu reduzieren – und das ist nicht reguliert! Der Körper „möchte" an allem Eisen festhalten, das er bekommen kann, denn evolutionär betrachtet, ist Eisen eine seltene Ressource und die Nachteile eines Eisenüberschusses treten gewöhnlich erst in einem höheren Alter auf, wenn der Evolutionsdruck nachlässt.

Höheres Alter wird mit Fettleibigkeit, Insulinresistenz, oxidativem Stress und Entzündungen in Verbindung gebracht – und mit überschüssigem Eisen.

Raffinierte Kohlenhydrate wie Mehl sind größtenteils für die Fettsucht epidemischen Ausmaßes verantwortlich gemacht worden – und das vielleicht zu Recht. Doch die Einwohner anderer Länder, wie in Frankreich, Italien und in den skandinavischen Ländern, essen viel Mehl, in Form von etwa Brot, Gebäck und Pasta, und sind viel seltener krankhaft übergewichtig als US-Amerikaner. In den USA ist das Mehl mit Eisen angereichert, in diesen anderen Ländern nicht. Vielleicht ist Eisen der Grund für die weitaus höhere Rate an Fettleibigkeit in den USA.

Außerdem hat in den letzten Jahren der Trend zu glutenfreien Produkten zugenommen; nun sagen viele, das Gluten, ein Bestandteil des Weizens, mache sie krank und sie könnten ihre Beschwerden erfolgreich kurieren, wenn sie kein Gluten mehr aufnehmen. Auch hier kann Eisen eine Rolle spielen. Wie wir beim Blick auf die Infektionen noch sehen werden, „lieben" Bakterien Eisen und brauchen es für ihr Wachstum und ihre Fortpflanzung. Eisen ist Mehl und anderen raffinierten Kohlenhydraten in Form von freiem Eisen zugesetzt, das den Bakterien sofort zur Verfügung steht, viel „bequemer" als das Eisen in Fleisch, das im Häm-Molekül eingeschlossen ist. Im Darm befinden sich Milliarden von Bakterien; und wenn man sie mit Eisen füttert, kann man erwarten, dass sich ihre Zahl erhöht und sich außerdem die Zusammensetzung der Bakterienarten verändert, was zu einer Störung der Darmflora und zu Verdauungsproblemen führt. Vielleicht geht es manchen Menschen also in Wirklichkeit deshalb besser, wenn sie kein Gluten mehr essen, weil dann auch weniger Eisen in ihren Darm gelangt. Dadurch steht weniger Eisen für die Bakterien zur Verfügung und ihr Darm heilt.

Adiponektin

Das Hormon Adiponektin reguliert den Appetit und hat etliche weitere heilsame Wirkungen. Bei Fettleibigkeit nimmt die Menge an ausgeschüttetem Adiponektin ab und das, so glaubt man, ist ursächlich für einige Krankheiten, die mit Fettleibigkeit assoziiert werden, wie Herz-Kreislauf-Probleme und Diabetes.[70]

Labortiere, die eisenreiches Futter bekommen, haben niedrigere Adiponektinwerte; und Fettzellen, die mit Eisen behandelt wurden, schütten

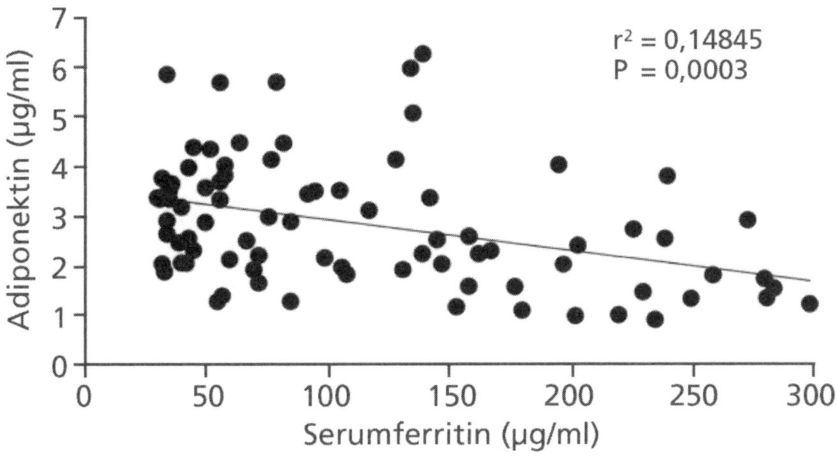

weniger von diesem Hormon aus. Bei Menschen ist Ferritin (Eisen im Körper) bei fettleibigen Testpersonen mit Diabetes erhöht, und das wiederum senkt das Adiponektin (siehe obige Abbildung).[71]

Der medizinische Aderlass reduziert die Eisenspeicher und erhöht die Insulinsensitivität.[72]

Bei Eisen und Diabetes haben wir es mit einem Problem zu tun, das dem von „Henne und Ei" ähnelt: Was war zuerst da, erhöhte Eisenwerte, die zu Fettleibigkeit und Diabetes führen, oder Fettleibigkeit und Diabetes, die zu erhöhten Eisenwerten führen?

Die Fakten zu diesem Punkt sind nicht eindeutig gesichert; es scheint, als könne beides der Fall sein, abhängig von der Person, und es kann sogar beides bei ein und demselben Menschen eintreten. Da eine Beseitigung von überschüssigem Eisen die Insulinsensitivität verbessert, ist es wahrscheinlich unerheblich, was zuerst da war, denn möglicherweise schädigt überwiegend das Eisen den Stoffwechsel. Anders ausgedrückt, indem man lediglich die Eisenspeicher reduziert oder von vorneherein einen Eisenüberschuss verhindert, lässt sich die Stoffwechselschädigung durch Fettleibigkeit rückgängig machen oder verhindern. Diabetiker, die nur ihre Eisenspeicher verringern, erleben vielleicht eine bessere Insulinsensitivität und das wiederum kann ihren Diabetes behandeln oder lindern.

Neben der Tatsache, dass Übergewicht die metabolischen Weichen stellt für eine erhöhte Eisenansammlung im Körper, kann die Eisenüberladung auch durch angereicherte Lebensmittel verursacht werden. *Alle Mehle, Maismehl und auch Reis, sind in den USA mit Eisen angereichert, weil das gesetzlich so vorgeschrieben ist.* (In Deutschland, Österreich und der Schweiz ist das nicht der Fall; Anm. d. Verlages.)

Unser Essen vergiftet uns mit Eisen.

Eisen kommt außerdem in Multivitaminpräparaten und in mit Eisen angereicherten Frühstückszerealien vor. Zwischen 15 und 20 Prozent der Erwachsenen in den USA nehmen Eisenpräparate ein.[73] Praktisch jeder isst Frühstücksflocken, wie Cornflakes. (Auch in Deutschland sind Zerealien oft angereichert, es besteht eine Zulassung des Bundesamtes für Verbraucherschutz und Lebensmittelsicherheit; Anm. d. Verlages.)

Bestimmte Nahrungsmittel beschleunigen die Eisenresorption, indem sie Hepcidin steuern, das Hormon, das wiederum die Eisenresorption steuert. Ein Beispiel: Nimmt man raffinierte Kohlenhydrate und Zucker zu sich, die mit Fettleibigkeit in Verbindung gebracht werden, verändert sich der Eisenstoffwechsel, denn es führt zu einer erhöhten Aufnahme von Eisen und der darauf folgende oxidative Stress führt zu Insulinresistenz und dann zu Fettleibigkeit.

Doch ob der Verzehr von raffinierten Kohlenhydraten letztlich den Eisenwert steigen lässt oder ob das Eisen von selbst ansteigt (indem man zu viel davon isst), auf jeden Fall löst Eisen oxidativen Stress aus, indem es mit anderen Molekülen und Zellstrukturen reagiert, was zu Insulinresistenz, vermindertem Adiponektin und Fettleibigkeit führt. Für dieses Szenario können wir eindeutige Argumente liefern.

Manche Menschen verzehren viele Kohlenhydrate und viel Zucker und werden nie dick, das kann man als Gegenargument zu der Theorie ansehen, wonach diese Nahrungsmittel zu Fettleibigkeit führen. Das könnte zutreffen. Aber jene Menschen, die diese Lebensmittel essen können und nicht dick werden, sind auch tendenziell jung. Und je jünger ein Mensch ist, desto unwahrscheinlicher hat er hohe Eisenwerte, und desto besser sind somit seine Insulinsensitivität und sein Schutz vor Fettleibigkeit.

Eisen macht hungrig

Eine Eisenergänzung regt den Appetit an – allein diese Tatsache sorgt dafür, dass mehr Eisen zu vermehrter Nahrungsaufnahme mit darauf folgender Fettleibigkeit führt.

Eisenmangel hingegen führt zu Appetitmangel.

Ergänzung und Mangel sind die beiden äußeren Enden der Eisenaufnahme, doch selbst bei mittleren Werten, etwa wenn man mit Eisen angereicherte Nahrungsmittel isst – was sich in den USA kaum vermeiden lässt –, kann der gesteigerte Appetit ausreichen, um das Pendel in Richtung Überessen und Gewichtszunahme ausschlagen zu lassen.

Die Speichereisenwerte (Ferritin) hängen eng mit der Nahrungsaufnahme zusammen, mehr Eisen im Körper bedeutet also, dass auch mehr gegessen wird.[74]

Eisen beeinflusst unter anderem deshalb das Hungergefühl, weil es das Hormon Leptin senkt, das die Fettzellen ausschütten und das als Sättigungshormon bekannt ist.[75] Die Ferritinwerte (die Werte des gespeicherten Eisens) haben die größte Aussagekraft im Hinblick auf den Leptinwert.

Niedrigere Leptinwerte bedeuten ein verringertes Sättigungsgefühl und mehr Hunger. Der Leptinwert verhält sich umgekehrt proportional zum BMI-Wert (Body Mass Index).

Anhand des nachstehenden Diagramms können Sie leicht die enge Wechselbeziehung zwischen Ferritin und Leptin erkennen. Jeder Punkt bildet darin einen anderen Menschen ab.

Die Ferritinwerte im Diagramm lagen alle im sogenannten Normbereich, es sind also keine extremen Fälle, sondern Werte, die bei gesunden Menschen ohne Eisenüberschuss vorkommen. Bei ansonsten gesunden Menschen können die „normalen“ Eisenwerte sogar bis zum

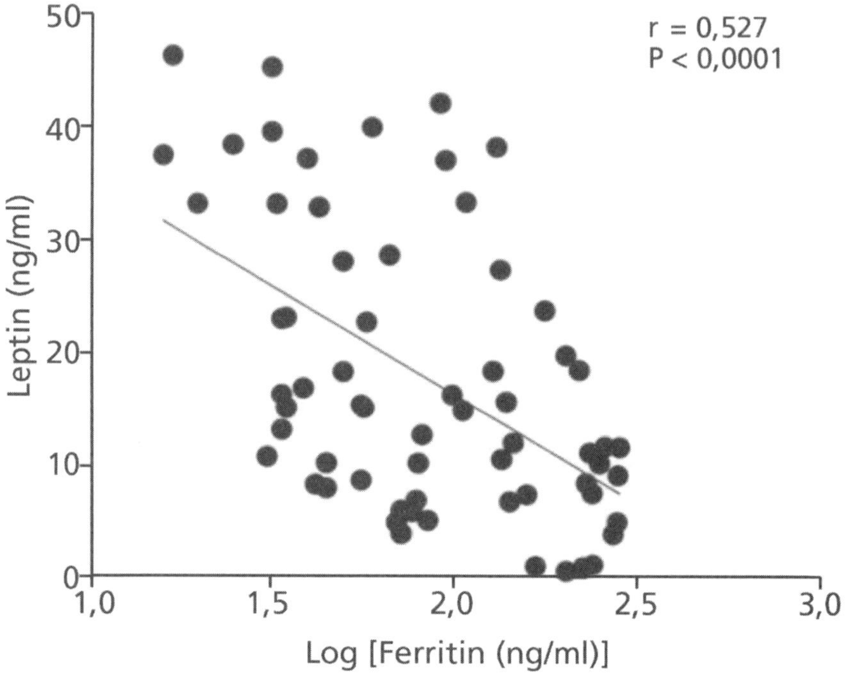

15-Fachen variieren. Wie wir später noch sehen werden, gibt es triftige Gründe für die Ansicht, dass das alles andere als normal ist.

Bekommen Mäuse eisenreiches Futter, sinken daraufhin die Leptinwerte, weil das Eisen auf die Fettzellen einwirkt.

Eisen beeinflusst die Fettzellen und Hormone, die die Nahrungsaufnahme steuern. Mehr Eisen bedeutet weniger Kontrolle über den Hunger.

Ist also eine Gewichtsabnahme möglich, indem man den Eisenwert im Körper kontrolliert oder indem man weniger Eisen über die Nahrung aufnimmt? Das wäre eine voreilige Aussage, die ich aber dennoch für wahrscheinlich halte.

Das folgende Diagramm aus einer Studie der US-Regierung über Nährstoffe in der amerikanischen Ernährung zeigt, dass der Eisenkonsum in den vergangenen Jahren drastisch gestiegen ist.[76]

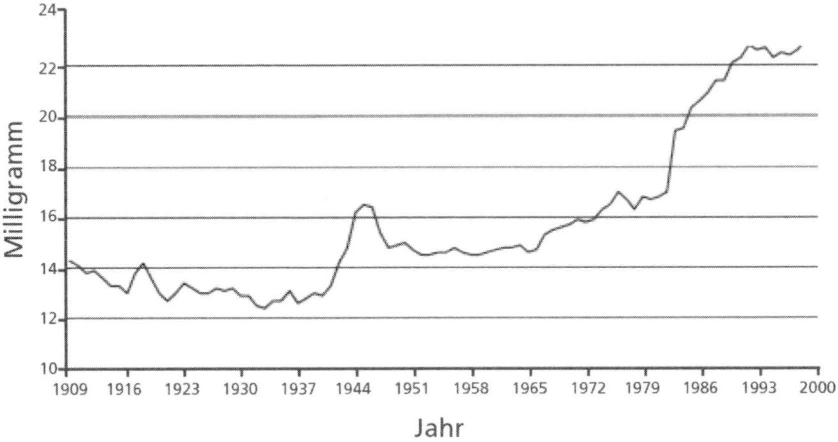

Eisen im US-amerikanischen Nahrungsangebot pro Kopf und Tag, 1909–2000

Könnte der massive Anstieg des Eisenkonsums in den letzten Jahrzehnten etwas mit der Fettleibigkeit epidemischen Ausmaßes zu tun haben? Wenn die Fettleibigkeitsepidemie in den frühen 1970er-Jahren begann, fallen der steigende Eisenkonsum und die Fettleibigkeitsrate sicher zusammen.

Das krankhafte Übergewicht wurde außerdem größtenteils dem Zucker angelastet; der Verbrauch von Zucker und Maissirup mit hohem Fruktosegehalt ist gestiegen.

Zucker erhöht die Eisenaufnahme in den Darmzellen massiv.[77] So könnte auch Zucker zu vermehrter Eisenspeicherung im Körper führen – damit ist die Kontrolle über das Hungergefühl dahin, und das führt zu Fettleibigkeit.

Wenn Sie also abnehmen möchten, ist es eine gute Idee, Ihre Eisenwerte (Ferritin) untersuchen zu lassen. Sollten sie zu hoch sein, können Sie Schritte unternehmen, um die Werte zu senken. Ein guter Schritt besteht darin, eisenreiche Nahrung zu meiden und ebenso Nahrungsmittel und Getränke, die die Eisenresorption fördern, etwa Orangensaft. Bestimmte Nahrungsmittel wie grüner Tee hemmen die Resorption von Eisen aus der Nahrung massiv – das mag einer der Gründe sein, warum Japaner schlank bleiben.

Was einen hohen Eisenwert ausmacht, welche Lebensmittel viel Eisen enthalten, wie sich eine Eisenüberladung verhindern oder beseitigen lässt, all das wird im letzten Kapitel dieses Buches besprochen.

Die wichtigsten Punkte

- Der Ferritinwert im Blutserum wird mit Fettleibigkeit in Verbindung gebracht.
- Eisen stört das Zusammenspiel der Hormone, die das Hungergefühl steuern.
- Die Eisenaufnahme im letzten Jahrhundert stieg zeitgleich mit der Zunahme der Fettleibigkeit.
- Eine Eisenergänzung fördert den Hunger; Eisenmangel reduziert ihn.

6. Eisen spielt bei vielen Krankheiten eine Rolle

Ein Merkmal zahlreicher Krankheiten ist entweder ein Eisenüberschuss oder ein eingeschränkter Eisenstoffwechsel. Die Eisenbelastung des Kranken zu reduzieren, hat sich entweder als sinnvolle Behandlung erwiesen oder wurde dafür vorgeschlagen. Nachstehend gehe ich detailliert auf einige dieser Krankheiten ein. Ich benutze das Wort „einige“ mit Bedacht, da Eisen auf die ein oder andere Art praktisch in alle pathologischen Prozesse hineinspielt.

Infektionen

Ansteckende Keime (Pathogene) brauchen, wie alle Lebewesen, Eisen und haben Mechanismen entwickelt, um das Eisen in ihrem infizierten Wirt zu erreichen. Gleichermaßen haben Lebewesen im ewigen „Rüstungswettlauf“ zwischen Parasit und Wirt auch Methoden entwickelt, um den eindringenden Mikroben Eisen vorzuenthalten.

Die meisten pathogenen Bakterien, alle Pilze und alle Protozoen, die in den menschlichen Körper eindringen, brauchen Eisen als lebenswichtigen Wachstumsfaktor. Viren nutzen das Eisen in den Wirtszellen für ihre Fortpflanzung, obwohl sie selbst kein Eisen enthalten. Je weniger Eisen diesen Organismen zur Verfügung steht, desto geringer ist die Wahrscheinlichkeit einer Infektion und desto harmloser verläuft die Krankheit im Fall einer Ansteckung.[78]

Manche pathogenen Mikroorganismen dringen in Zellen ein (intrazelluläre Pathogene) und können die eisenhaltigen Ferritinmoleküle für ihre eigenen Zwecke nutzen. Andere Pathogene können Gewebe auflösen und so das darin befindliche Eisen erreichen.[79] Darmkeime wie Salmonellen wachsen besser, wenn ihnen mehr Eisen zur Verfügung steht, und eine Eisenergänzung kann die Infektionsrate mit solchen Organismen erhöhen. Eine Malariainfektion verschlimmert sich ebenfalls mit der Einnahme von Eisenpräparaten.

Hämodialyse-Patienten, die Eisen als Nahrungsergänzung erhielten, litten fast doppelt so häufig an Infektionen wie Patienten, die kein Eisen bekamen.[80] Zusätzlich Eisen einzunehmen oder einen gefüllten Eisenspeicher zu haben, scheint eine „gute“ Möglichkeit zu sein, an einer Infektion zu erkranken.

Sepsis, also eine Blutvergiftung, ist eine ernste und häufig tödlich verlaufende Infektion, bei der Bakterien oder andere Organismen in den Blutstrom gelangen; und Eisen ist ein wesentlicher Faktor für ihre Zunahme.[81] In einem Experiment wurde bei Mäusen eine Blutvergiftung hervorgerufen und dabei verschlimmerte Eisen diese Sepsis so massiv, dass zwar keines der Tiere an der Blutvergiftung starb, doch durch die Kombination aus Eisen und Blutvergiftung wurden 60 Prozent der Tiere schwerstkrank.[82]

Eisenchelatoren, also chemische Substanzen, die an Eisen binden und es abbauen, können bei der Behandlung einer experimentell herbeigeführten Sepsis helfen.[83]

Menschen, die niedrig dosiertes Aspirin einnahmen, starben viel seltener an einer Blutbahninfektion infolge des gefürchteten Bakteriums *Staphylococcus aureus,* und zwar bis zu 60 Prozent seltener als jene, die kein Aspirin einnahmen.[84] Eindringende Keime brauchen Eisenvorräte und die langfristige Aspirin-Einnahme senkt die Eisenwerte, deshalb könnte es durchaus der Wirkmechanismus sein, der die Todesraten bei einer *S.-aureus*-Sepsis senkt, wenn man den Eindringlingen das Metall vorenthält.

Da eindringende Keime Ferritin für ihre eigenen Zwecke benötigen, können seltener Infektionen auftreten oder sie können leichter verlaufen, wenn man die Eisenwerte im niedrigen Normbereich hält. Viel Eisen einfach „herumliegen“ zu haben, das darauf wartet, von Pathogenen genutzt zu werden, damit fordert man Unannehmlichkeiten heraus.

Multiple Sklerose

Multiple Sklerose (MS) ist eine Autoimmunerkrankung unbekannter Ursache. Dabei kommt es zu einer Entmyelinisierung der Nervenzellen im Gehirn und im Rückenmark oder einer Schädigung ihrer isolierenden Hüllen. Es handelt sich um eine fortschreitende und ernste Erkrankung; Hauptsymptome sind Mattigkeit und Schwäche.

Könnte Eisen etwas damit zu tun haben? Die durch die MS geschädigten Nervenzellen sind voller Eisen. Bei einer experimentell herbeigeführten Autoimmunenzephalitis, hierbei wird MS am Tiermodell untersucht, erkrankten 70 Prozent der Tiere mit normalen oder erhöhten Eisenwerten, aber kein Tier mit Eisenmangel.

Nach Ansicht des italienischen Arztes Paolo Zamboni verursacht der blockierte Blutfluss eine Stauung im Gehirn mit einhergehender Eisenansammlung, die dann zu MS führt. Bis zu 90 Prozent der MS-Patienten zeigen Anzeichen einer blockierten Gehirndurchblutung. Dr. Zamboni operierte einige Patienten und sorgte so für eine ungehinderte Durchblutung; nach zwei Jahren hatten 73 Prozent seiner Patienten keine MS-Symptome mehr.[86]

Ob das schon die ganze Geschichte von MS ist, ist nicht bekannt, und die Ärzteschaft akzeptiert diese Sichtweise überwiegend nicht. Doch in Anbetracht dessen, dass Eisen ein reaktionsfreudiges Metall ist, das in viele Krankheiten und den Alterungsprozess mit hineinspielt, und angesichts der Resultate von Dr. Zamboni wäre das keine Überraschung. MS sieht aus wie eine – angeborene oder erworbene – anatomische Anomalie, die zu einer Eisenüberladung in den befallenen Arealen führt.

Gicht

Gicht ist eine Form von Arthritis, die sich in erhöhten Harnsäurewerten äußert; Gichtanfälle können extrem schmerzhaft sein, meist ist das Großzehengelenk betroffen. Die Ursachen sind unbekannt, obwohl Nahrungsmittel, vor allem Fruktose (Zucker) damit in Zusammenhang gebracht werden.

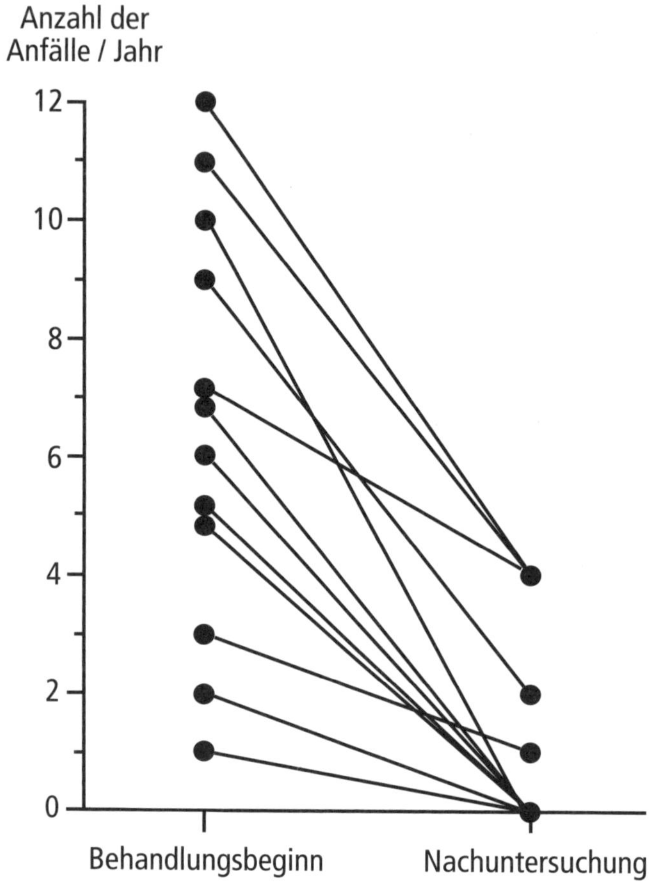

Bei Versuchstieren kann sich Eisen mit Harnsäure verbinden und Kristalle bilden, die Gicht kennzeichnen.

In einer Studie wurde untersucht, ob sich ein Senken der Eisenwerte bei Menschen mit Gicht auch auf ihre Krankheit auswirken würde. Die Patienten unterzogen sich regelmäßig einem Aderlass, bis ihr Eisenspeicher fast im Eisenmangel-Bereich lag, also bei einem Ferritinwert von ungefähr 30 ng/ml. Bei diesem Wert sind die Eisenspeicher in der Leber „vernachlässigbar". Nachdem der Ferritinwert der Patienten gesenkt worden war, wurden diese Aderlässe regelmäßig fortgeführt, um ihn niedrig zu halten.[87]

In den zwei Jahren vor der Studie hatten diese Patienten insgesamt 53 bzw. 48 Gichtanfälle. Im ersten Jahr des Versuchs und zwei Jahre danach lag die Zahl der Anfälle bei 32, 11 bzw. 7.

Von dem Jahr mit den meisten Anfällen bis zu dem Jahr mit den wenigsten sank deren Anzahl um fast 80 Prozent. Das nachstehende Diagramm zeigt die Ergebnisse bezüglich der Anzahl der Anfälle pro Jahr bei jedem einzelnen Versuchsteilnehmer.

Das ist eindrucksvoll, nicht wahr? Es sieht zweifellos so aus, als sei Eisen an Gichtanfällen beteiligt. Der Autor der Studie, Dr. Francesco Facchini von der Stanford University, behauptete zwar, es sei „verfrüht", Aderlass als Behandlung für Gicht zu empfehlen, er schrieb jedoch: „Es ist dringend notwendig, sich von dem Dogma zu verabschieden, dass immer beträchtliche Eisenmengen gespeichert sein sollten, und das in jedem Alter und unter allen Umständen."

Anders ausgedrückt, zumindest bei Gicht, neben vielen anderen Erkrankungen, sind höhere Werte von gespeichertem Eisen nicht unbedingt besser und können sogar viel nachteiliger für die Gesundheit sein. Jegliche andere Interpretation ist überholtes Dogma.

Chronisch obstruktive Lungenerkrankung und Mukoviszidose

Kennzeichen einer chronisch obstruktiven Lungenerkrankung (COPD) ist ein eingeschränkter Atemstrom in die Lungen und aus den Lungen; die häufigsten Symptome sind Kurzatmigkeit, Auswurfbildung und chronischer Husten. Meist verschlimmern sich die Symptome mit der Zeit. Die häufigste Ursache von COPD ist Zigarettenrauchen; rund fünf Prozent der Weltbevölkerung ist in gewissem Maß davon betroffen.

Wird COPD also hauptsächlich durch das Rauchen von Zigaretten hervorgerufen, wie in aller Welt könnte dann Eisen eine Rolle spielen?

Wie sich jedoch herausstellt, ist Tabak eine wahre „Eisenbombe".[88] Raucht man eine Packung Zigaretten am Tag, atmet man rund ein

Mikrogramm Eisen täglich ein und die Makrophagen (Immunzellen) in den Lungen der Raucher können bis zu sechs Mal mehr Eisen enthalten als die von Nichtrauchern. Eisen könnte tatsächlich einer der wichtigsten toxischen Bestandteile in Zigarettenrauch sein.

In einem Versuch mit Mäusen stellte man fest, dass die Tiere, denen ein bestimmtes am Eisenstoffwechsel beteiligtes Protein fehlte, IRP2, das auch in der Lunge von Personen mit COPD erhöht ist, vollkommen vor Schäden durch Zigarettenrauch geschützt waren.[89]

Darüber hinaus waren Mäuse vor Lungenschäden durch Zigarettenrauch geschützt, die einen Chelatbildner zur Beseitigung des Eisens verabreicht bekamen oder eisenarm gefüttert wurden.

Die Tatsache, dass Mäuse durch eisenarmes Futter vor Schädigungen durch Rauch geschützt waren, ist besonders bedeutsam. Weil sich bei COPD das Eisen in den Lungenzellen befindet, folgt daraus nicht zwangsläufig, dass weniger Eisen in der Nahrung es auch in den Lungenzellen senkt. Doch in diesem Fall war das so.

Ob COPD-Patienten von einer Eisenreduzierung profitieren oder ob diese COPD nur verhindern kann, wie es der Fall zu sein scheint, ist eine andere Frage. Möglicherweise besteht bereits eine Schädigung und eine Eisenreduzierung hilft nicht mehr. Falls hingegen Eisen bei COPD in den Lungenzellen massiven oxidativen Stress auslöst, was der Fall ist, dann sollte eine Reduzierung auch nützen.

Wäre ich an COPD erkrankt, würde ich sicherlich darauf achten, meine Eisenwerte zu senken. Diese Behandlung hat ein sehr günstiges Risiko-Nutzen-Verhältnis, das heißt, in den meisten Fällen schadet der Versuch nicht und der Nutzen ist groß, wenn die Behandlung Erfolg zeigt.

Eisen spielt auch eine Rolle bei der Lungenerkrankung Mukoviszidose; zur Pathologie gehört hierbei vor allem eine Infektion der Lungen mit einer Vielzahl verschiedener Bakterienarten.[90] Bei Mukoviszidose finden sich in den Atemwegen große Mengen an Eisen und die krankheitsauslösenden Bakterien benötigen Eisen, um zu wachsen und um in gesundes Gewebe eindringen zu können. Folgendes scheint dabei abzulaufen: In den Zellen, die die Atemwege auskleiden, sammelt sich überschüssiges Eisen, das dann ins Bronchialsekret austritt. Auf diesem Weg steht den Bakterien das ganze Eisen zur Verfügung, das sie für ihr Wachstum und ihre Vermehrung brauchen. In gesunden Atemwegen ist gar nicht ausreichend Eisen vorhanden, damit eindringende Bakterien „einen Fuß in die Tür bekommen“.

Bei Mukoviszidose besteht das Problem nicht in der Eisenüberladung des gesamten Körpers; vielmehr führt ein Gendefekt zu einem Eisenüberschuss in den Atemwegen. Dieses Wissen eröffnet die Möglichkeit, Chelatbildner einzusetzen, die das überschüssige Eisen „abschöpfen“, es aus den Atemwegen entfernen und so verhindern, dass eindringende Keime das Eisen nutzen.

Lebererkrankungen

Lebererkrankungen können durch übermäßigen Alkoholkonsum hervorgerufen werden, durch das Hepatitis-Virus und etliche andere Faktoren wie Toxine oder Fettleibigkeit. Hämochromatose, eine erblich bedinge Eisenüberlastung, ist einer dieser anderen Faktoren. Könnte Eisen auch eine Rolle bei weiteren Lebererkrankungen spielen?

Von der sogenannten nichtalkoholischen Fettlebererkrankung (NAFLD) sind in der westlichen Welt bis zu 30 Prozent der Bevölkerung betroffen; sie hängt eng mit Fettleibigkeit, Insulinresistenz und Diabetes zusammen. Das Eisen in der Leber kann in vielen Fällen erhöht sein.[91] Ein Aderlass, der Eisen reduziert, verbessert bei NAFLD die Insulinsensitivität und außerdem andere Marker einer Leberschädigung.[92]

Die Rolle des Eisens bei NAFLD bleibt zwar umstritten, doch klar ist, dass ein erheblicher Anteil der Patienten unter einer Eisenüberlastung der Leber leidet und eine Reduzierung ihren Zustand verbessern kann. Etliche Wissenschaftler fordern breiter angelegte Studien, wie ein Aderlass bei dieser Krankheit wirkt.[93]

Eine Lebererkrankung in Form von Hepatitis lässt sich ebenfalls durch Aderlass bessern; bei chronischer Virushepatitis gilt Eisen als Begleitfaktor.[94]

Bei einer Gruppe von Patienten mit Virushepatitis, die sich so häufig einem Aderlass unterzogen, dass ihr Eisenwert stark sank (10 ng/ml

Ferritin) und die fünf Jahre lang auf diesem Niveau gehalten wurden, schritt die Krankheit viel langsamer fort.[95]

Eine Gruppe von Patienten mit chronischer Hepatitis C, denen ebenfalls kontrollierte Blutmengen entnommen und die aufgefordert wurden, sich eisenarm zu ernähren, wurden mehrere Jahre beobachtet und mit einer Gruppe verglichen, die eine Therapie zur Eisenreduzierung ablehnte. Zehn Jahre später hatten 39 Prozent der Gruppe, die die Therapie zur Eisenreduzierung abgelehnt hatte, Leberkrebs entwickelt, wohingegen nur 8,6 Prozent der Probanden mit reduzierten Eisenwerten an Leberkrebs erkrankten – eine Risikoreduzierung um 43 Prozent nach der Bereinigung anderer Faktoren.[96]

Das ist ein beträchtliches Ergebnis. Allem Anschein nach ist Eisen also massiv beteiligt, wenn sich eine durch Hepatitis C verursachte Lebererkrankung zu Leberkrebs weiterentwickelt; und die Senkung des Eisens mittels Aderlass kann das Risiko drastisch verringern.

Der chronische Konsum großer Mengen an Alkohol führt zur alkoholischen Fettleber. Es klingt vielleicht seltsam, aber Eisen spielt auch hier eine Rolle.[97] Alkohol wird mit erhöhtem Eisen in der Leber assoziiert, und Alkohol und Eisen schädigen die Leber synergetisch.[98] Weil Alkohol die Resorption von Eisen begünstigt, haben Alkoholiker eine stark erhöhte Eisenresorption, was zu einer Eisenüberladung führt.

Für die Behandlung einer alkoholischen Fettleber wurden Eisenchelatoren empfohlen. Wahrscheinlich könnte allein die Senkung der Eisenwerte den Gesundheitszustand von Alkoholikern bereits erheblich verbessern. (Obwohl, wenn sich jemand zu Tode trinkt, sind ihm seine Eisenwerte vermutlich egal. Vielleicht sollte man die Chelatbildner also besser gleich dem Alkohol beimischen.)

Bei Labortieren wird ein durch Tetrachlorkohlenstoff ausgelöstes Leberversagen häufig als Modell für Leberversagen bei Menschen herangezogen. Bei einem solchen Experiment wurden die Tiere in Gruppen eingeteilt, eine Gruppe wurde mit N-Acetylcystein (eine Verbindung, die aus der Aminosäure Cystein hervorgeht) und einem Chelatbildner behandelt. Aus dieser Gruppe überlebten 80 Prozent der Tiere das

Leberversagen, im Vergleich zu nur 5 Prozent der Tiere, die keine der beiden Substanzen erhalten hatten.[99]

Bei vielen oder den meisten Fällen einer Lebererkrankung ist Eisen zumindest ein Kofaktor. Das ist sowohl bei Tierversuchen als auch bei Humanstudien festzustellen; bei beiden verhindert eine Reduzierung der Eisenspeicher Lebererkrankungen unterschiedlicher Art oder behandelt sie.

Für einen Leberkranken besteht der erste Schritt darin, die Ursache zu beseitigen; das können übermäßiger Zucker- oder Kohlenhydratkonsum sein bei NAFLD oder Alkohol bei der alkoholischen Fettleber. Bei einer Virushepatitis lässt sich die Ursache meist nicht abstellen.

Wenn man sich um die Haupt- oder die mutmaßliche Ursache gekümmert hat, könnte der nächste Schritt darin bestehen, die Eisenwerte zu senken. (So würde ich zumindest vorgehen.) Patienten mit Lebererkrankungen können nicht Blut spenden, als Möglichkeiten gibt es jedoch natürliche oder synthetische Chelatbildner, um die Resorption aus der Nahrung zu blockieren, oder, falls ein Arzt dazu bereit ist, den therapeutischen Aderlass.

Gebrechlichkeit und andere Alterserkrankungen

Wenn Menschen älter werden, „verschleißen" viele ihrer Organe und Gewebe dem Anschein nach oder lassen in ihrer Funktion nach. Neben dem Gehirn, das im letzten Kapitel behandelt wurde, sind das unter anderem die Skelettmuskeln und die Knochen.

Mit zunehmendem Alter verlieren wir Muskelmasse, was bereits ab dem dritten Lebensjahrzehnt eintreten kann. (In meinen Büchern *Muscle Up* und *Stop the Clock* gehe ich darauf viel ausführlicher ein. Nur auf Englisch erhältlich, Anm. d. Verl.) Wenn die Muskulatur stark genug zurückgeht, kommt es zu Sarkopenie oder Muskelschwund, der jeden Lebensbereich betrifft. Ältere Menschen mit Muskelschwund werden gebrechlich und sind im Alltag häufig auf die Hilfe anderer angewiesen. Sie stürzen oft und verletzen sich, weil ihnen das Gehen schwerfällt oder sie sich kaum aufrecht halten können.

Die Anhäufung von Eisen im Muskelgewebe trägt vollständig oder teilweise zum Entstehen von Sarkopenie bei.[100] In den Muskeln schädigt Eisen die Mitochondrien, die Kraftwerke der Zellen; durch die oxidative Schädigung kommt es zur Atrophie und zum Abbau von Muskeln. Wie wir in einem früheren Kapitel sehen konnten, verhindert eine Kalorienrestriktion die Ansammlung von Eisen und schützt so auch vor Muskelschwund.

Bei Laborratten geht die Ansammlung von Eisen im Muskel einher mit einer Atrophie (Schwund) und die Kalorienrestriktion schützt vor einer Eisenansammlung.[101] Bei den gleichen Ratten erhielten sich die Tiere, deren Kalorienzufuhr eingeschränkt war, bis in ein höheres Alter eine größere Greifkraft als die Tiere, die beliebig zu fressen bekamen. Darum ist klar, dass Eisen eine Rolle spielt und vielleicht geradezu eine Voraussetzung für die Krankheitsentstehung von Muskelschwund darstellt. Und eine Eisenansammlung zu erschweren, kann Muskelschwund verhindern.

In einer Gruppe Koreanerinnen wurden hohe Ferritinwerte (Eisen) mit dem fast doppelt so hohen Muskelschwundrisiko in Verbindung gebracht.[102]

Sarkopenie hängt eng mit Inaktivität zusammen und Sport oder Bewegung, insbesondere Krafttraining, verhindert Muskelschwund wirksam – wer rastet, der rostet. Biochemisch auffällig bei Inaktivität ist die Fehlregulation des Eisenstoffwechsels. Dadurch kann das Eisen aus seinem normalen „weggesperrten" Zustand entkommen, zu freiem Eisen werden und die Muskelzellen schädigen.

Eine Eisenansammlung zu verhindern oder zu beheben, kann Muskelschwund stoppen.

Osteoporose

Eine sehr hohe Eisenbelastung, wie sie bei Hämochromatose (einer erblich bedingten Eisenüberlastung) auftritt oder bei Patienten, die zahlreichen Bluttransfusionen bekommen haben, stellt einen Risikofaktor für Osteoporose dar, den krankhaften Knochenschwund.[103] Sehr interessant zu wissen wäre, ob Eisenwerte, die zwar hoch sind, aber noch im Normbereich liegen, ebenfalls für Osteoporose prädisponieren.

Das ist kein einfaches Problem. Während fast 50 Prozent der älteren Frauen Osteoporose entwickeln, liegt die Rate bei Männern weitaus niedriger, um die 20 Prozent sind betroffen, und Männer haben die höheren Eisenwerte. Doch Männer könnten über Schutzfaktoren verfügen, wie die männlichen Sexualhormone oder die von Natur aus höhere Knochendichte, oder bei Frauen könnte eine Kombination von Faktoren zum Tragen kommen, wie mit dem Alter sinkende Östrogenspiegel in Verbindung mit erhöhten Eisenwerten.[104]

Höhere Eisenwerte bei Labortieren (Ratten) lassen die Knochen schwinden; das Eisen zu binden (es zu beseitigen), festigt die Knochen.[105]

Wahrscheinlich tragen auch höhere Eisenwerte bei Frauen nach den Wechseljahren zum Entstehen von Osteoporose bei, doch das muss weiter erforscht werden.

Altersbedingte Makuladegeneration

Die altersbedingte Makuladegeneration (AMD) zählt in der westlichen Welt zu den Hauptursachen für Erblindung und nachlassender Sehkraft. Wie es scheint, verursachen oxidative Schädigungen der Netzhautzellen AMD wesentlich mit.

Eisen richtet massiven oxidativen Schaden an und bei Personen mit AMD enthalten die Netzhautzellen mehr Eisen als jene von Menschen mit normaler Sehfähigkeit.[106] Rauchen erhöht das AMD-Risiko stark und Rauchen stört bekanntermaßen auch die Eisenhomöostase.

Deshalb wurden zur Behandlung von AMD Eisenchelatoren vorgeschlagen. Hohe Eisenwerte zu senken und/oder die Störung der Eisenregulation zu kontrollieren, kann AMD verhindern helfen.

Hautfalten

Die Haut alter Menschen wird faltig und alte Menschen haben auch höhere Eisenwerte. Besteht da ein Zusammenhang? Ja, natürlich.

Eine Forschergruppe beobachtete eine Gruppe von 12 hellhäutigen Europäerinnen, die Hälfte der Frauen waren vor den Wechseljahren, sie waren im Schnitt 42 Jahre alt, die anderen Frauen hatten die Wechseljahre bereits hinter sich, ihr Durchschnittsalter lag bei 59 Jahren. Die Forscher entnahmen Gewebeproben der Haut und maßen das Ferritin (Eisen) und die antioxidative Kapazität der Haut.[107]

Bei den Frauen nach den Wechseljahren lagen die Ferritinwerte um 42 Prozent höher als bei jüngeren Frauen. Die antioxidative Kapazität war bei den Frauen nach den Wechseljahren um 45 Prozent niedriger. Das ist doch sehr eindeutig!

Nach den Wechseljahren verlieren Frauen keine nennenswerten Eisenmengen durch die Monatsblutung mehr. Das Eisen beginnt sich in ihrem Körper anzusammeln, bis es sich nach rund zwei Jahrzehnten den Eisenwerten von Männern nähert. Auch sind Frauen dann häufiger von Herzerkrankungen, Krebs und Diabetes betroffen.

Ihre Haut wird faltiger; eine oxidative Schädigung ist eine der Hauptursachen. Diese Studie belegt, dass sich die Ansammlung von Eisen im weiblichen Körper auch auf die Haut auswirkt. Normalerweise enthält die Haut nicht viel Eisen, doch eine allgemeine Ansammlung davon im Körper „läuft“ auch auf die Haut „über“. Und die antioxidative Kapazität der Haut ist wahrscheinlich genau deshalb niedriger, weil die Eisenwerte höher liegen. Das antioxidative System wird durch das äußerst reaktionsfreudige Eisen überlastet, sodass es zu oxidativem Stress in der Haut kommt. Daraus resultiert eine Schädigung inklusive Falten.

Ein wesentlicher Punkt dieser Untersuchung war, dass hier das Ferritin gemessen wurde, nicht das freie Eisen. Der Körper ist bestrebt, das freie Eisen unter Kontrolle zu halten, indem er es in dem freien Ferritinmolekül „wegsperrt“, weil freies Eisen ein gefährlicher Reaktionspartner ist. In diesem Fall zeigt der Anstieg des Ferritinlevels den Zusammenhang zwischen Ferritin und freiem Eisen: je höher das Ferritin ist, desto höher ist auch das freie Eisen. Beide Werte hängen bei ansonsten gesunden Menschen eng zusammen.

Die zusätzliche ultraviolette (UV-)Strahlung der Sonne auf die eisenbelastete Haut verschlimmert die oxidative Schädigung weiter. Trifft die UV-Strahlung der Sonne auf die Hautzellen, zersetzen sich die für die

„Sicherungsverwahrung“ zuständigen Ferritinmoleküle und das Eisen wird freigesetzt, was zu oxidativen Schäden in der Haut führt. Das scheint der wesentliche Mechanismus zu sein, über den die Sonne die Haut schädigt.[108] Eisenchelatoren – chemische Substanzen, die Eisen aus dem Körper entfernen – schützen die Zellen tatsächlich vor Schäden durch Sonneneinstrahlung.[109]

Dass nach einem Aufenthalt in der Sonne Eisen in der Haut freigesetzt wird, könnte auch ein Hauptmechanismus für das Entstehen von Hautkrebs sein.

Da bei Sonneneinstrahlung Eisen aus Ferritin freigesetzt wird, kann man sich vor Hautschäden durch die Sonne am besten dadurch schützen, dass man von vornherein wenig Ferritin im Körper ansammelt, damit weniger Eisen freigesetzt werden kann. Bei faltiger oder geschädigter Haut funktionieren also die gleichen Methoden zur Eisenreduzierung, die auch andere Beschwerden verhindern oder behandeln.

Topische (also auf die Haut aufgetragene) Chelatbildner, die das Eisen aus der Haut entfernen, können im Kampf gegen Falten nützen; die bessere Strategie besteht allerdings darin, eine Erhöhung der Eisenwerte – und damit der Falten – von vorneherein zu verhindern. Ob eine Senkung der Eisenansammlung in der Haut direkt mit topischen Chelatoren oder indirekt über eine Reduzierung im ganzen Körper bei einer bereits faltigen Haut besser wirkt, ist derzeit noch nicht bekannt, ein Versuch ist es jedoch allemal wert.

Kojisäure ist ein natürlich gewonnener Wirkstoff, der in Seifen und Lotionen zur Aufhellung der Haut eingesetzt wird und der, wie es heißt, tatsächlich wirkt. Kojisäure bindet ebenfalls Eisen und entfernt es aus der Haut, was eng mit seiner Wirkung zusammenhängen kann. (In Asien sind viele Kosmetika mit Kojisäure auf dem Markt; in der Europäischen Union ist die Verwendung nicht geregelt, in der Schweiz ist sie verboten; Anm. d. Verl.)

Orale Verhütungsmittel

Orale Verhütungsmittel, etwa die Antibabypille, werden mit einem höheren Thromboserisiko (Blutverklumpungen), Krebs und Herzinfarkt in Verbindung gebracht. Studien zufolge stieg beispielsweise das Thromboserisiko sogar um das 3,5-Fache.[110] Bei Frauen, die langfristig orale Verhütungsmittel einnahmen, stieg die Brustkrebsrate um 50 Prozent.[111]

Orale Kontrazeptiva verringern die Menge des Blutflusses während der Menstruation enorm, ja, sie halbieren ihn in manchen Fällen fast.[112] Das führt bei Frauen, die die Pille nehmen, zu erheblich höheren Eisenwerten.[113]

Geburtsfehler

Könnte Eisen zu Geburtsfehlern führen? Die dritte bis achte Woche stellen in der menschlichen Schwangerschaft die Embryonalperiode dar. In dieser Zeit nimmt die Mutter 30 Prozent weniger Eisen auf als nötig, was auf einen Mechanismus zur Eisenbegrenzung hinweist. Außerdem begünstigt Eisen in hohem Maß morgendliche Übelkeit, ein Hinweis darauf, dass Mutter und Fetus versuchen, Eisen auszuscheiden.[114] Bei Mäusen führt Eisen in der frühen Schwangerschaft zu Geburtsfehlern.

All das sind nur Hinweise, doch nach Ansicht des Autors des zitierten Artikels sollte der Ferritinwert schwangerer Frauen getestet und keine Ergänzungen gegeben werden, wenn dieser hoch genug ist. Bei Bedarf sollte man mit der Supplementierung bis nach der 8. Schwangerschaftswoche warten.

Graues Haar

Zum Altern gehören graue Haare und hier könnte Eisen insofern eine Rolle spielen, weil es mit zunehmendem Alter steigt. Ein Ergrauen der Haare scheint durch oxidativen Stress in den Haarfollikeln hervorgerufen zu werden, was zu einem Verlust von entgiftenden Enzymen führt; als Folge davon bleicht das Haar aus.

Bei jungen Männern, deren Haar vorzeitig ergraute, waren die Eisenwerte erhöht.[115] Bedauerlicherweise scheint hier bislang sehr wenig geforscht worden zu sein.

Eisen und Haustiere: Bringt handelsübliches Tierfutter unsere Haustiere um?

Im Rahmen meiner Recherchen zum Thema Eisen, Altern und Krankheiten sprach ich mit Dr. Eugene D. Weinberg, einem emeritierten Professor für Biologie der Indiana University, der sich sein Leben lang mit den biologischen Vorgängen von Eisen befasste. Mehr als 140 wissenschaftliche Artikel hat er dazu veröffentlicht und zu diesem Buch schrieb er freundlicherweise das Vorwort.

Dr. Weinberg erwähnte mir gegenüber ganz beiläufig, kommerzielles Tierfutter enthalte häufig bedenklich hohe Eisenmengen. Ich bin mir sicher, das weiß kaum jemand auf der Welt, und wenn es irgendjemand weiß, dann Dr. Weinberg.

Ich machte mich daran, die Fakten hinter dieser Behauptung zu überprüfen. Angaben über die Eisenmenge in handelsüblichem Tierfutter sind sehr schwer zu finden.

Doch beim Lesen eines wissenschaftlichen Aufsatzes über den Eisenstoffwechsel stieß ich auf diese Aussage: Labormäuse haben zwar einen geschätzten Tagesbedarf von 335 ppm (parts per million, Teile pro Million), doch manches Futter enthält die zehnfache Menge.[116] Die Aussage ist erstaunlich, denn wenn Wissenschaftler mit Mäusen experimentieren und den Tieren toxische Mengen an Eisen füttern, könnte das viele ihrer Ergebnisse hinfällig machen.

Die Firma LabDiet – „Weltmarktführer für Labortiernahrung“ – bietet ein Futter für Mäuse an und das Unternehmen liefert eine detaillierte Analyse des Inhalts.[117] Eisen ist mit 200 ppm angegeben. In diesem Fall ist das etwa das 6-Fache der Menge, die Mäuse benötigen – was immer noch mehr als genug ist, um bei den Tieren, die dieses Futter fressen, eine Eisenüberladung hervorzurufen.

Der Eisenbedarf von Hunden und Katzen wird auf jeweils 80 ppm geschätzt.[118] LabDiet stellt auch Katzenfutter her und den Angaben zufolge enthält es 290 ppm oder das rund 3,6-Fache des Bedarfs.[119] Wenn ein Tier älter wird, führt diese Eisenmenge zu einer Überladung. Nun, ich schätze, diese armen Laborkatzen sollen ohnehin nicht so lang leben.

Wenn LabDiet, eine Firma, die sich dem Anschein nach sehr um eine gute Ernährung bemüht, ihrem Mäuse- und Katzenfutter so viel Eisen zusetzt, machen das Hersteller von handelsüblicher Tiernahrung bei Hunde- und Katzenfutter auch?

Leider konnte ich für Katzen- und Hundefutter keine so detaillierten Angaben finden wie zum Mäusefutter. (Vielleicht möchten die Firmen auch nicht, dass man darüber Bescheid weiß; ein großer Hersteller für Haustiernahrung reagierte nicht auf meine Anrufe und E-Mails.) Doch wie ich festgestellt habe, ist das meiste Futter mit Eisen angereichert. Das Futter „Dog Chow" der Firma Purina ist mit Eisensulfat angereichert und das Hundefutter der Firma Blue Buffalo ist mit Eisen-Aminosäure-Chelat angereichert, einer anderen Form von Eisen. Die AAFCO (Association of American Feed Control Officials; der Verband der amerikanischen Kontrollbehörden für Futtermittel; Anm. d. Ü.) behauptete kürzlich, ein Maximum von 3000 ppm Eisen sei akzeptabel in Hundefutter, doch diese Aussage wurde zurückgenommen und jetzt ist offensichtlich jede Höchstmenge akzeptabel.[120] Beachten Sie, dass das die 37,5-fache Menge des Eisenbedarfs von Hunden ist.

Menschen sollten, wie wir wissen, kein Eisen als Nahrungsergänzung einnehmen, wenn kein erwiesener Bedarf besteht und ein Arzt dazu rät. Doch unsere Haustiere fressen die ganze Zeit mit Eisen angereichertes Futter, obwohl man bisher nicht weiß, wie viel Eisen sie dadurch aufnehmen und wie stark ihre Eisenüberlastung ist – allem Anschein nach aber stark.

Eine Eisenüberlastung, hervorgerufen durch toxische Eisenmengen im Tierfutter, könnte Haustiere töten oder zu ihrem vorzeitigen Tod führen. Das ist nicht nur möglich, sondern meiner Meinung nach recht wahrscheinlich.

Wie lang sollen Hunde und Katzen leben?

Die natürliche Lebenserwartung einer Katze liegt bei etwa 15 Jahren, doch vielleicht wird diese Zahl durch schlechtes Futter nach unten verzerrt. Anders ausgedrückt, vielleicht sind 15 Jahre die „unnatürliche" Lebenserwartung, bedingt durch die Aufnahme toxischer Eisenmengen in kommerziellem Tierfutter.

Denken Sie an Creme Puff, die älteste Katze der Welt, die mit 38 Jahren verstarb – weit jenseits des Alters, das die meisten Katzen erreichen.[121] Wenn die meisten Menschen von Creme Puff erfahren, vermuten sie, wie ich auch, dass ihr langes Leben quasi ein Glückstreffer war, vielleicht genetisch bedingt. Doch dann erfährt man, dass der gleiche Halter noch eine andere Katze hatte, die mit Creme Puff nicht verwandt war, nämlich Granpa, die 34 Jahre alt wurde. Dieser Mann muss eindeutig etwas richtig gemacht haben mit seinen Katzen. Zwei nicht verwandte Katzen mit einer sehr hohen Lebenserwartung im selben Haushalt sehen nicht nach einem Glückstreffer aus, das muss mit der Umgebung zusammenhängen.

Eines, was der Halter richtig machte, war, dass er ihnen kein handelsübliches Tierfutter gab. Er fütterte sie mit Schinkenspeck und Eiern, Kaffee, Sahne und Gemüse. Seine Katzen wurden nicht durch das herkömmliche Futter mit Eisen überlastet – zumindest ich halte das für eine plausible Möglichkeit für die Langlebigkeit dieser Katzen.

Nicht nur wir Menschen, auch unsere Haustiere werden immer dicker. Viele machen die Kohlenhydrate im handelsüblichen Futter für die Fettleibigkeit der Tiere verantwortlich, und diese können durchaus dazu beitragen, doch auch hier könnte Eisen eine Rolle spielen. Katzen erkranken häufig an Diabetes und Nierenversagen, beides hängt (unter anderem) mit einer Eisenüberlastung zusammen. Hunde entwickeln Krebs, auch hier stellt Eisen einen Faktor dar.

Ob eine Eisenüberlastung für Hunde und Katzen ein gravierendes Problem ist, beruht zwangsläufig auf Vermutungen, denn wie es scheint, hat sich bislang kaum jemand mit diesem Thema beschäftigt. Genau wie beim Menschen werden die Gefahren des Eisens weitgehend übersehen oder verkannt. Ich halte es für eindeutig möglich, dass Hunde und Katzen ohne mit Eisen überladenes, handelsübliches Tierfutter erheblich länger und gesünder leben könnten als heutzutage üblich. Meine Katze bekommt jedenfalls kein kommerzielles Futter mehr zu fressen.

Die wichtigsten Punkte

- Eisen spielt bei vielen Krankheiten eine Rolle, etwa bei Infektionen, Multiple Sklerose, Gicht, Lebererkrankungen, Mukoviszidose, COPD und Makuladegeneration.
- Eisen könnte den Gesundheitsrisiken der Antibabypille zugrunde liegen.
- Eisen führt möglicherweise zu Geburtsfehlern.
- Eisen schädigt die Haut und kann die Haare ergrauen lassen.
- Mit Eisen angereichertes Tierfutter könnte eine Eisenüberladung hervorrufen und bei Katzen und Hunden zu einem frühen Tod führen.

7. So bekommen Sie Ihren Eisenwert und Ihre Gesundheit in den Griff

Mit wenigen Schritten zu besserer Gesundheit

Die Belege in diesem Buch zeigen: Für die Gesundheit lohnt es sich nicht nur, überschüssiges Eisen im Körper zu vermeiden, sondern es ist essenziell. Weniger Eisen (aber kein Eisenmangel) bedeutet weniger Krebs, Herzkrankheiten, Diabetes, Gebrechlichkeit und neurodegenerative Erkrankungen. Die Reduzierung eines Eisenüberschusses erhöht die Lebenserwartung von Labortieren und sollte das auch bei Menschen schaffen.

Kürzlich ließ ich selbst meinen Ferritinwert messen. Er lag bei 137, ein Wert, den ich als zu hoch erachte und der meine Gesundheit gefährdet. Ich habe fast alle meine Gesundheitsrisiken im Griff: Ich bewege mich und treibe Sport, ich ernähre mich gesund und bleibe schlank. Doch ein hoher Ferritinwert könnte den gesundheitlichen Nutzen von Ernährung und Bewegung aufheben; wäre der Wert hoch genug, könnte er den Gesundheitsnutzen sogar völlig zunichtemachen.

Außerdem ist es nicht sonderlich schwierig, eine Eisenüberladung zu vermeiden oder zu regulieren. Mit einigen einfachen Schritten sind Sie auf dem Weg zu einer viel besseren Gesundheit.

Die meisten Ärzte oder die in den Medien verbreiteten Ratschläge zur Gesundheit thematisieren die Gefahren eines Eisenüberschusses nicht, weil sie weder etwas darüber wissen, noch sich darum kümmern. Dazu kommt noch, dass Ärzte ihren Patienten ohne nachgewiesenen Eisenmangel routinemäßig Eisenpräparate verschreiben. Viele Menschen – rund 15 Prozent der Erwachsenen – nehmen sie aus freien Stücken, weil sie das für gesund halten.

Allerdings wissen die Ärzte sehr wohl um die Hämochromatose, eine erblich bedingte Eisenüberladung, denn hierbei handelt es sich um eine bekannte Erkrankung, die unbehandelt zu Krebs, Lebererkrankungen und frühzeitigem Tod führen kann. Doch bei Hämochromatose sind die Eisenwerte schwindelerregend hoch, viel höher als die Werte, über die wir wegen ihrer möglicherweise krankmachenden Wirkung in diesem Buch sprechen. Hämochromatose ist mit einigen einfachen Labortests und einer körperlichen Untersuchung schwer zu übersehen.

Wenn bei einem Arztbesuch zufällig auch Ihr Eisenwert untersucht wird und das Ergebnis nicht außergewöhnlich hoch ausfallen sollte, wird Ihr Arzt das sehr wahrscheinlich für unproblematisch halten und nichts unternehmen.

Lassen Sie uns vor diesem Hintergrund schauen, was ein normaler, das heißt, gesunder Eisenwert ist und ab welchem erhöhten Wert körperliche Probleme auftreten können.

Normales Eisen: Was das ist und was das nicht ist

Der gängige Labortest für Eisen ist der Ferritintest und von jetzt an verwende ich den Begriff als Synonym für die Eisenvorräte im Körper. (Es ist etwas komplizierter, aber für unsere Zwecke ist das durchaus akzeptabel.)

Ferritin ist ein Protein, mit dem der Körper Eisen bindet. Da Eisen ein reaktionsfreudiges Metall ist, ist der Körper bestrebt, seine Eisenvorräte möglichst unter Kontrolle zu halten. Dafür bildet er einen Komplex aus Eisen und anderen Molekülen; Ferritin ist das wichtigste Molekül hierfür.

Das Eiweiß Hämoglobin enthält jedoch den größten Teil des Eisens im Körper, nämlich rund 80 Prozent. Mittels Hämoglobin versorgen die roten Blutkörperchen den Körper mit Sauerstoff und dafür wird Eisen gebraucht. Die gravierendste Folge eines Eisenmangels ist eine ungenügende Hämoglobinmenge, in deren Folge das Blut seine Funktion nicht optimal erfüllt.

Auch für andere lebenswichtige Funktionen wird Eisen gebraucht, etwa für die Energiegewinnung und Entgiftung.

Wenn der Eisenbedarf des Hämoglobins und anderer Moleküle und Funktionen gedeckt ist und mehr Eisen als benötigt aufgenommen wird,

wird es als Ferritin gespeichert. Somit ist der Hämoglobinwert eines normalen, gesunden Menschen nach oben hin begrenzt, das Ferritin jedoch kann grenzenlos ansteigen.

Normale Laborwerte

Wenn Ihr Arzt einen Ferritintest anordnet – oder Sie ihn dazu anregen –, bekommen Sie mit Ihrem Ergebnis auch den sogenannten „Normbereich" mitgeteilt, der auch als Referenzbereich oder als Normwert bezeichnet wird. Zur Berechnung des Referenzbereichs werden die Werte herangezogen, die 95 Prozent der dem Anschein nach gesunden Menschen haben.

Für Ferritin gibt die Mayo Clinic als typischen Referenzbereich 11–307 ng/ml für Frauen und 24–336 ng/ml für Männer an. Liegt der Ferritinwert unterhalb des Referenzbereichs, kann bei einem Patienten ein Eisenmangel vorliegen; darüber ein Eisenüberschuss. Ein Ergebnis innerhalb des Referenzbereichs gilt als normal.

Fehlen klare Anzeichen und Symptome eines Mangels oder einer Überlastung, wird ein Arzt bei Werten im Normbereich nur sehr unwahrscheinlich Maßnahmen ergreifen. Die meisten Ärzte schauen *jegliches* Testergebnis, dessen Wert nicht eindeutig abnorm ist, gar kein zweites Mal an.

Doch da Eisen ein zu wenig beachteter Risikofaktor ist, wie in diesem Buch dargelegt wurde, haben viele Menschen, deren Ferritinwert im Normbereich liegt, in Wirklichkeit einen zu hohen Wert.

Außer für Ferritin gibt es meines Wissens keinen anderen Labortest, dessen Normwert eine zehnfache Bandbreite von niedrig bis hoch hat. Der oben angeführte Normbereich der Mayo Clinic umfasst eine 14-fache Bandbreite für Männer und eine fast 28-fache für Frauen. Der Referenzbereich für die meisten anderen Blutwerte ist geringer, je nach Test, beispielsweise umfasst die Bandbreite bei Kalium 1,5 und bei Kreatinin 3,0.

Normale Laborwerte für jede wichtige Substanz, und eben auch Ferritin, werden, wie erwähnt, aus den Werten errechnet, die 95 Prozent der dem Anschein nach gesunden Menschen haben. Doch zwei Drittel der Bevölkerung sind (krankhaft) übergewichtig, viele haben unerkannte Blutzucker- oder andere Stoffwechselprobleme; die meisten treiben keinen Sport bzw. bewegen sich nicht und kümmern sich nicht um ihre Ernährung. Kurz gesagt, *normale Laborwerte werden anhand der Werte ungesunder Menschen errechnet.* Viele der scheinbar gesunden Menschen mit Testergebnissen im Normbereich sind stark gefährdet, Krebs, Herzerkrankungen und viele andere Krankheiten zu entwickeln. Wenn Sie auf Ihre Gesundheit achten wollen, müssen Sie weit besser abschneiden als der Normwert und herausfinden, was die *optimalen* Werte sind.

Die Schlussfolgerung lautet: Der Normbereich ist leider nicht normal. Das Krankheitsrisiko durch Eisen beginnt, je nach Krankheit, bei Werten innerhalb des Normbereichs. Deshalb müssen Sie für eine optimale Gesundheit den Normbereich außer Acht lassen.

Der optimale Eisenwert

Stellen Sie sich auf der Grundlage der oben genannten Überlegungen vor, Sie lassen als erwachsener Mann Ihren Ferritinwert testen und das Ergebnis beträgt 200 ng/ml – was kein unüblicher Wert ist und im Normbereich liegt. Sie befragen Ihren Arzt dazu und der sagt, es bestehe kein Grund zur Sorge. Sollten Sie sich Sorgen machen? Was ist überhaupt ein optimaler Ferritinwert?

Wie umfangreiches Belegmaterial zeigt, erhöht sich der gesundheitliche Nutzen, wenn man Ferritinwerte vom oberen Ende des Referenzbereichs bis knapp über das notwendige Minimum senkt, der einen Eisenmangel verhindert.[122]

Einer Studie aus Korea zufolge hatten Männer mit Ferritinwerten im höchsten Quartil (Viertel) ein fast doppelt so hohes Risiko, Typ-2-Diabetes zu entwickeln, wie Männer im untersten Quartil. Das höchste Quartil stellte einen Ferritinwert von 284 oder darüber dar. Wichtig ist: Das Diabetesrisiko nahm zu mit steigenden Ferritinwerten – und zwar bereits ab Werten im untersten Normbereich.[123]

Eine Meta-Analyse von fünf Untersuchungen ergab, dass das Diabetesrisiko für Frauen bei einem Ferritin-Schwellenwert zwischen 86 und 150 stieg und für Männer bei einem Schwellenwert zwischen 184 und 300.[124] Beachten Sie, dass diese Werte alle noch im Normbereich liegen.

Bei Männern, deren Ferritinwert bei über 300 lag, wurde *fast fünf Mal so häufig* Diabetes diagnostiziert. Bei Frauen mit einem Ferritinwert über 150 erhöhte sich die Diabeteswahrscheinlichkeit um das 3,6-Fache.[125] Alles innerhalb des Normbereichs!

Bei Männern beobachtete man das Risiko einer Verkalkung der Herzkranzgefäße bei einem Ferritinwert über 257. Der liegt noch im Normbereich. (Haben Sie es schon satt, das zu lesen?)

Bei Frauen wurde ein Ferritinwert von über 137 mit einem erhöhten Schlaganfallrisiko in Verbindung gebracht.[126]

Bei gesunden Männern bedeuteten erhöhte Ferritinwerte mehr oxidativen Stress und Insulinresistenz. Bemerkenswert an dieser Studie ist nicht nur, dass diese Marker eines schlechteren Gesundheitszustandes bei Männern mit normalen Ferritinwerten auftraten, sondern dass die Marker kontinuierlich vom unteren Drittel (<97) bis zum oberen (>180) anstiegen.

Es gilt als belegt, dass Menschen, die ihre vormals hohen Ferritinwerte auf ein niedrig-normales Maß reduzieren, dann gesundheitlich genauso profitieren wie jene, die schon immer solch niedrige Werte aufwiesen. Dieser Umstand hat mit der Funktion der Blutgefäße zu tun, insbesondere mit der sogenannten flussvermittelten Vasodilatation, also der durch den Blutfluss hervorgerufenen Weitstellung der Gefäße. Das Nachlassen dieser Funktion ist eng mit Atherosklerose, einer Verhärtung der Arterien, verknüpft. Eine hohe flussvermittelte Vasodilatation bedeutet, dass die Blutgefäße in einem jüngeren und gesünderen Zustand sind. Zwei Gruppen von Blutspendern wurden verglichen: Erstens Blutspender, die häufig Blut spendeten und die in den vorangegangenen zwei Jahren mindestens acht Mal gespendet hatten; und zweitens Spender, die selten spendeten und die in den vergangenen zwei Jahren nur jeweils einmal Blut gespendet hatten. (Beachten Sie, dass der sogenannte *healthy donor effect* bei dieser Vergleichsmethode nicht zum Tragen kommt.) Die Vielspender hatten im Mittel einen Serum-Ferritinwert von 17, was recht niedrig ist; jene, die selten spendeten, hatten im Schnitt einen Wert von 52, der immer noch recht niedrig ist verglichen mit dem Durchschnitt der Bevölkerung. Die flussvermittelte Dilatation war bei den Vielspendern besser als bei den selten Spendenden, nämlich um 44 Prozent.[127]

Der Punkt ist klar: Eine Eisenüberlastung, die sich negativ auf die Gesundheit auswirkt, beginnt viel früher, als die meisten Ärzte glauben – und zwar schon bei einem Wert innerhalb des „Normbereichs".

Manch ein Leser wundert sich vielleicht, dass die Studien keine Ursache und Wirkung angeben, denn jene, die ich anführe, zeigen nur Beziehungen auf. Möglicherweise ist es nur ein Zufall, dass höhere Ferritinwerte mit schlechterer Gesundheit in Zusammenhang gebracht werden; und dass diese schlechtere Gesundheit durch etwas anderes hervorgerufen wird, das zufälligerweise auch das Eisen im Körper ansteigen lässt.

Im Gegensatz zu der Vorstellung, das sei alles nur Zufall, belegen zahlreiche Untersuchungen: Die Gesundheit verbessert sich oder das Krankheitsrisiko sinkt, wenn das Eisen gesenkt wird. Über einige dieser Studien haben wir bereits gesprochen, beispielsweise dass das Krebsrisiko bei Männern, die sich zur Eisenreduzierung einem Aderlass unterzogen, um 40 Prozent niedriger lag und dass 60 Prozent weniger dieser Männer an Krebs starben, verglichen jenen, die keinen Aderlass bekamen.[128]

Das Ferritin mittels Aderlass zu reduzieren, verringert die Insulinresistenz, ein wichtiger Marker eines schlechten Gesundheitszustandes.[129] Die gleichen Versuchsteilnehmer hatten auch einen höheren HDL-Cholesterinwert, niedrigere Triglyzeridwerte, einen niedrigeren Blutdruck – alles Verbesserungen, die das Risiko für Herz-Kreislauf-Erkrankungen senken. Das kann kein Zufall sein. Bereits Ferritinwerte im „sogenannten" Normbereich können möglicherweise der Gesundheit schaden.

Festzustellen bleibt noch der optimale Ferritinwert. Die Antwort auf diese Frage ist zwangsläufig ein wenig spekulativ, doch wir können zu einem vernünftigen Schätzwert kommen.

Niedriges Eisen und Eisenmangel

Trotz allem darf man nicht vergessen: Eisen ist ein notwendiger Nährstoff und man kann einen Eisenmangel entwickeln, der zu Anämie, Mattigkeit und anderen Gesundheitsproblemen führen kann.

Ein Eisenmangel ist zu vermeiden. Doch bei welchem Ferritinwert gerät ein Mensch in einen Mangelzustand?

Anders als beim Eisenüberschuss ist beim Eisenmangel der Normwert für Ferritin in der Tat ein vernünftiger Anhaltspunkt.

Historisch betrachtet, ist der Eisenmangel das größere Problem als die Eisenüberladung, deshalb wurde er ausgiebig untersucht und Ärzte sind sich dessen sehr bewusst.

Ein Ferritinwert von unter 20 ng/ml sollte darum vermieden werden. Weil das keine absolute Zahl ist, die sich auf jeden anwenden lässt, ist es vielleicht eine gute Idee, etwa 10 Punkte über diesem Wert zu bleiben.

In vielen Studien, die den Aderlass zur Eisenreduzierung untersuchten, wurde den Patienten regelmäßig Blut abgenommen, abgestimmt auf die persönlichen Werte, und so die Ferritinwerte bis zu einem Wert „nahe dem Eisenmangel" gesenkt, also bis zu einem Wert, der gerade noch über jenem liegt, der einen Mangel hervorrufen würde. In der Studie zur Insulinsensitivität beispielsweise hatten die Teilnehmer nach regelmäßig stattfindenden Aderlässen im Schnitt einen Ferritinwert von 13, was in der Tat sehr niedrig ist. Die Vorteile des niedrigeren Ferritins nehmen immer weiter zu, bis es zu einem Eisenmangel kommt. Kann ein Mangel jedoch ausgeschlossen werden, scheint es: je niedriger, desto besser.

Ein Bericht zu diesem Thema kam zu dem Schluss, dass die optimalen Ferritinwerte für Erwachsene für Frauen zwischen 20–40 liegen und für Männer zwischen 50–70. In diesem Spielraum lassen sich sowohl ein Eisenmangel wie auch eine Eisenüberladung vermeiden.[130]

Diese Spannweite ist eng, viel enger als die tatsächlichen „Normbereiche", die klinische Labors heranziehen – vor allem die Obergrenze ist viel niedriger.

So können Sie Ihren Eisenwert kontrollieren

Sie können Ihre Eisenspeicher auf zahlreiche Arten und Weisen reduzieren oder von vornherein ein starkes Ansteigen des Eisens verhindern.

Da Eisen für Wachstum und Entwicklung gebraucht wird, ist eine Reduzierung der Eisenspeicher nichts für Kinder, Jugendliche und Schwangere. Fruchtbare Frauen, also Frauen vor den Wechseljahren, können zwar von einer Reduzierung profitieren, brauchen sie aber wahrscheinlich nicht, weil der Blutverlust durch den Menstruationszyklus das Eisen von Natur aus niedrig hält. Wie wir gesehen haben, liegt der durchschnittliche Ferritinwert einer fruchtbaren Frau bei rund 35 ng/ml, das ist ein sicherer Wert, der keine Erkrankungen oder vorzeitiges Altern begünstigt.

Bei Männern beginnt der Eisenwert mit 19 Jahren anzusteigen und in ihren Dreißigern haben Männer gewöhnlich weit höhere Werte als Frauen im gleichen Alter. Bei Frauen nimmt das Eisen nach den Wechseljahren (oder der Entfernung der Gebärmutter) zu und nähert sich langsam dem Wert von Männern an, obwohl sie diese im Schnitt nie ganz „einholen".

Der Eisenspeicher (Ferritinwert) steigt nur langsam. Bei erwachsenen Männern erhöht sich das Ferritin vom frühen Erwachsenenalter bis in die Dreißiger um durchschnittlich 100 Punkte, der jährliche Anstieg bewegt sich also zwischen 5 und 10 Punkten. Ohne Blutspenden sinken die Werte auch nur langsam; wenn Sie es also mit einer eisenarmen Ernährung versuchen und sich scheinbar deswegen unwohl fühlen, liegt das sicherlich nicht an einem Eisenmangel.

Erwachsene Männer und Frauen nach den Wechseljahren profitieren wahrscheinlich am meisten von einer Reduzierung ihrer Eisenspeicher.

Bevor Sie jedoch Maßnahmen zur Senkung unternehmen, sollten Sie Ihren Ferritin- und Hämoglobinwert kennen. Beides sind gängige Untersuchungen, die fast alle klinischen Labors durchführen, aber sie müssen vom Arzt angeordnet werden. Hämoglobin ist Bestandteil des großen Blutbildes, das Ärzte oftmals im Rahmen der jährlichen Gesundheitskontrolle anordnen. Zusätzlich ordnen sie häufig eine solche

Blutuntersuchung bei allen Patienten an mit einer nicht ganz banalen Erkrankung. Falls Sie kürzlich ein Blutbild haben machen lassen, können Sie Ihren Arzt nach einer Kopie Ihrer Werte fragen.

Die Untersuchung der Ferritinwerte ordnen Ärzte nicht routinemäßig an, meist machen sie das nur bei Verdacht auf Eisenmangel oder Eisenüberladung oder um diese beiden Erkrankungen auszuschließen, deshalb müssen Sie vielleicht danach fragen.

Ist Ihr Ferritinwert sehr hoch, sagen wir zwischen 300 und 1000, wird eine konzertierte Anstrengung erforderlich sein, um Ihr Eisen auf ein niedriges, sicheres Maß zu senken. Kennen Sie Ihren Wert nicht, wissen Sie auch nicht, was Sie an diesbezüglichen Maßnahmen unternehmen sollten. Deshalb ist es wichtig, den Wert bestimmen zu lassen. Sie sollten nicht nach der Lektüre dieses Buches nur mit dem Gedanken spielen, ein bisschen Tee zu Ihren Mahlzeiten zu trinken oder Nahrungsergänzungen einzunehmen und zu glauben, damit sei es nun getan. Wenn Ihr Eisen sehr hoch ist, ist das leider nicht der Fall.

Liegt Ihr Ferritinwert bei über 300, sollten Sie ihn regelmäßig untersuchen lassen, um zu sehen, wie Ihre Maßnahmen zur Eisenreduzierung wirken. Bei einem sehr hohen Wert ist Ihrem Arzt vielleicht daran gelegen, ihn mit Ihnen gemeinsam zu senken.

Ist Ihr Ferritinwert niedrig und liegt bereits in dem erwähnten „grünen“ Bereich, (20–40 bei Frauen und 50–70 bei Männern), dann könnten Sie durch die unten vorgestellten Maßnahmen einen Eisenmangel riskieren – ein weiterer Grund, weshalb Sie Ihren Eisenwert kennen sollten.

Doch das Risiko eines Eisenmangels ist gering, selbst wenn Sie einen normalen Ferritinwert haben, denn wenn niedriges Eisen zu niedrigem Hämoglobin führt (Anämie), dann kommen Sie für eine Blutspende nicht in Betracht – und damit ist das wichtigste Mittel zur Eisenreduzierung bereits ausgeschlossen. Beim Blutspenden kommt es zu einer Rückkopplungsschleife: Sinken Ihr Hämoglobin und damit Ihr Eisen zu weit ab, dürfen Sie nicht spenden.

Ihren Eisenwert senken oder eine Eisenansammlung verhindern, können Sie auf viererlei Arten:

- Blutspende
- Chelatbildner
- Eisenresorption aus der Nahrung bremsen
- Eisenarme Ernährung

Blutspende

Beim Roten Kreuz oder einer anderen Blutbank Blut zu spenden, ist die sicherste, wirksamste und schnellste Methode, um den Eisenwert zu senken. Nur eine Vollblutspende oder Erythrozytenspende ist in der Lage, das Eisen reduzieren, denn das meiste Eisen findet sich in den Erythrozyten, den roten Blutkörperchen, nicht im Plasma oder in den Thrombozyten, den Blutplättchen. Eine Plasma- oder Thrombozytenspende reduziert das Eisen nur geringfügig.

Spendet jemand freiwillig Blut, misst die Blutbank während des Screenings den Hämoglobinwert des Spenders; ist dieser zu niedrig, wird die Blutspende nicht gestattet. Das wird zur Sicherheit des Spenders so gehandhabt, da eine Blutspende auch den Hämoglobinwert senkt. Ist das Hämoglobin (Hb) des Spenders bereits niedrig, könnte es zu weit absinken auf ein möglicherweise ungesundes und unsicheres Niveau.

Ein niedriger Hb-Wert kann verschiedene Ursachen haben, die häufigste ist Eisenmangel. Positiv betrachtet, braucht Ihr Eisen wahrscheinlich ohnehin nicht mehr reduziert zu werden, wenn Ihr Hämoglobinwert zu niedrig für eine Blutspende ist.

Liegt Ihr Hämoglobinwert im Normbereich (der bei Männer und Frauen unterschiedlich ist, Männer haben einen höheren Wert) und alle anderen Parameter liegen ebenfalls im grünen Bereich, dann findet die Blutspende statt.

Hämoglobin ist nicht Eisen

Die Mitarbeiter der Blutbank bezeichnen den Hämoglobinwert der Spender aus Gewohnheit oftmals als Eisenwert. Die beiden Werte sind jedoch nicht das Gleiche. Hämoglobin ist Hämoglobin, nicht Ferritin oder Eisen in anderer Form. Verwechseln Sie Hämoglobin nicht mit Eisen. Wenn die Mitarbeiterin der Blutbank Ihnen sagt, Ihr „Eisen" liege bei 15 (oder einem ähnlichen Wert), dann ist das zwar normal, aber es gibt nicht Ihren Eisenwert wieder. Ein normaler Hämoglobinwert kann durchaus mit einem abnorm hohen Eisenwert einhergehen, deshalb ist es wichtig, beide klar zu unterscheiden.

Blutbanken messen nicht den Ferritin- oder irgendeinen anderen Eisenwert, wenn Sie Blut spenden. Sie messen das Hämoglobin oder manchmal den Hämatokritwert, ein anderer Blutwert, der auch nicht mit Eisen gleichzusetzen ist.

Vollblutspende und Doppel-Erythrozytenspende

Bei einer Vollblutspende werden in den USA rund 450 ml Blut entnommen, in anderen Ländern können es 500 ml sein. Da ein erwachsener Mensch im Schnitt 5 Liter Blut hat, werden bei einer Blutspende etwa 10 Prozent der Gesamtblutmenge entnommen.

Rote Blutkörperchen, die das eisenhaltige Hämoglobin in sich tragen, machen im Allgemeinen bei Männern rund 40 bis 50 Prozent des gesamten Blutvolumens aus, bei Frauen sind es 35 bis 40 Prozent. Diese Zahl wird als Hämatokritwert bezeichnet, ein Wert, der im großen Blutbild erfasst ist. Das übrige Blut ist der flüssige Anteil, das sogenannte Plasma.

Eine Erythrozytenspende ähnelt einer Vollblutspende, es werden mithilfe eines spezifischen Verfahrens (Apherese) jedoch nur die roten Blutkörperchen entnommen, das Plasma erhält der Spender wieder. Erythrozytenspenden gibt es auch in Form von „Doppel-Erythrozytenspenden", dabei spendet man doppelt so viele rote Blutkörperchen wie bei einer Vollblutspende.

Doppel-Erythrozytenspenden haben den Vorteil, dass Sie mit nur einer Spende doppelt so viel Eisen loswerden. Sie haben aber den Nachteil, dass Sie anschließend etwas erschöpft sind und längere Zeit weniger Sport treiben können.

Doppel-Erythrozytenspenden können einem Spender spontan angeboten werden, wenn es sich um einen großen und kräftigen, gesunden

Mann handelt. Wenn Sie daran interessiert sind, müssen Sie vielleicht auch fragen.

Ein erwachsener Mann hat insgesamt 3–4 Gramm Eisen im Körper und rund 80 Prozent davon befinden sich im Blut. Mit einer Vollblutspende entfernt man also etwa 250 mg Eisen. Diese Menge ist bei allen Menschen gleich, auch im Falle einer Eisenüberladung, da hohe Eisenwerte mit hohen Ferritinwerten einhergehen, sie haben nichts mit dem Hämoglobin zu tun, das (über die roten Blutkörperchen) entfernt wird.

Nach einer Blutspende erreicht das Blutvolumen rasch wieder seinen alten Wert, in der Regel innerhalb weniger Stunden und in maximal 24 Stunden. Das Rote Kreuz empfiehlt Blutspendern, am Tag der Spende große körperliche Anstrengung zu meiden und keinen Alkohol zu trinken. Andere Tätigkeiten wie Büro- oder Hausarbeiten sind in Ordnung.

Bis der Verlust der roten Blutkörperchen wieder ausgeglichen ist, dauert es länger als beim Ausgleich des Blutvolumens. Blutspender müssen mindestens zwei Monate zwischen Blutspenden verstreichen lassen; bis dahin sind die roten Blutkörperchen vollständig nachgebildet, obwohl die Nachbildung bei gesunden Menschen, die sich angemessen ernähren, wahrscheinlich weitaus weniger lang dauert.

Um die roten Blutkörperchen nachzubilden, muss der Körper mehr Hämoglobin herstellen, das er in die Blutkörperchen einbaut. Weil der Körper für die Bildung von Hämoglobin Eisen braucht, nimmt er es aus seinem Speicher, meist aus dem Ferritin, und stellt damit „neues" Hämoglobin her. Auf diesem Weg senkt eine Blutspende den Eisenwert. Der Ferritinwert sinkt bei einem Blutspender also nicht unmittelbar nach der Blutspende, sondern erst dann, wenn anschließend neue rote Blutkörperchen gebildet werden. Ein Ferritintest, der innerhalb von zwei Monaten nach der Blutspende durchgeführt wird, erfasst deshalb den sinkenden Wert. Um ein genaues Bild von Ihrem Eisenspeicher zu erhalten, sollten Sie das Ferritin erst mehr als zwei Monate nach der Blutspende oder immer kurz vor einer Blutspende testen lassen.

Die Wirkung der Blutspende auf das Eisen erhöhen

Eine Blutspende reduziert die Eisenspeicher um etwa 250 mg, doch uns interessiert mehr, wie sie sich auf das Ferritin auswirkt, denn so wird der Eisenspeicher am häufigsten gemessen.

Einer Faustregel zufolge senkt eine Vollblutspende das Ferritin um rund 30 ng/ml, manche Beobachter sagen um bis zu 50.

Lag Ihr Ferritin also vor einer Blutspende bei einem wert von 120, dann sollte es einen Monat oder zwei Monate später bei 70 bis 90 liegen.

Wird mehrfach Blut gespendet, sagen wir mehrmals pro Jahr, kann Verschiedenes auftreten: Zum einen kann der Ferritinwert mit weiteren Blutspenden weiter sinken; zum anderen kann der Körper auf ein Absinken des Ferritins damit reagieren, dass er Hormone aktiviert, die die Eisenresorption aus der Nahrung erhöhen. Das ist sinnvoll, denn der Körper nimmt ein Absinken des Eisens wahr und den Bedarf nach mehr, deshalb fährt er die Eisenresorption hoch.

Im Wesentlichen lässt sich sagen, mit mehr Blutspenden muss man, um den Eisenwert zu senken, „schneller laufen, um an der gleichen Stelle zu bleiben". Das heißt nicht, dass es problematisch ist, das Ferritin auf einen niedrig-normalen Wert zu senken, wie wir noch sehen werden, es jedoch auf einen besonders niedrigen Wert abzusenken und dort auch zu halten, kann relativ häufige Blutspenden erfordern.

Um herauszufinden, wie viele Blutspenden nötig sind, um das Eisen zu senken, schauen Sie sich die folgende Tabelle einer dänischen Studie zu den Ferritinwerten von Blutspendern an, geordnet nach Häufigkeit der Blutspenden, und im Vergleich zu Nicht-Spendern.

Die Spender waren alle Männer im Alter zwischen 30 und 66 Jahren; der durchschnittliche Ferritinwert der Nicht-Spender lag bei 137, das ist etwa der gleiche Durchschnittswert, den man auch bei erwachsenen US-Amerikanern findet.

Zu erkennen ist, dass zwei Blutspenden jährlich den Ferritinwert drastisch senkten, ein weiterer Rückgang durch mehr als zwei Blutspenden wirkte sich weniger drastisch aus.

Spenden pro Jahr	Ferritin-Mittelwert 5-95 pct*	Ferritinbereich
0	137	46-396
2	44	17-122
3	38	14-110
4	31	12-91

* 5. bis 95. Perzentil

Dänische Studie zum Einfluss von Blutspenden auf die Serum-Ferritinwerte (ng/ml) bei Männern zwischen 30 und 66 Jahren

Wir wissen nicht, wie lange die Männer schon Blut gespendet hatten, und Spenden in der Zeit vorher, etwa ein Jahr oder zwei Jahre vor der Studie, würden ebenfalls zu sinkendem Ferritin beitragen. Doch selbst mit jährlich zwei Blutspenden blieb das Ferritin stabil in dem unteren Normbereich, den wir anstreben.

Eine Studie aus den 1970er-Jahren ergab: Männer, die das erste Mal Blut spendeten und im Durchschnitt in ihren Dreißigern waren, hatten einen Ferritinwert von etwa 127, bei Frauen lag er bei 46. Diese Zahlen bilden eng die Zahlen anderer Untersuchungen zu den durchschnittlichen Ferritinwerten in der Bevölkerung ab. Bei männlichen Blutspendern genügte eine Spende pro Jahr, um den durchschnittlichen Ferritinwert zu halbieren. Bei Frauen war das Ergebnis ähnlich, jedoch nicht so ausgeprägt, was zu erwarten war, da ihre Werte von vornherein niedriger lagen.[131] Auf der Grundlage dieser Studie kann für einen Mann mit einem durchschnittlichen Ferritinwert eine Blutspende im Jahr genügen, um einen gesunden Wert zu erreichen und zu erhalten.

Wie wir auch wissen, liegt der Ferritinwert bei fruchtbaren Frauen im Schnitt bei etwa 35. Eine fruchtbare Frau verliert im Mittel schätzungsweise 35 bis 60 ml Blut bei einer Monatsblutung, also rund 420 bis 720 ml im Jahr. Die erste Zahl, 420 ml, liegt erstaunlich nah an der

Blutmenge, die bei einer Blutspende abgegeben wird, nämlich 450 ml. Die zweite Zahl liegt etwas unter der Menge, die man mit zwei Blutspenden abgeben würde.

Daraus ergibt sich: Bei Menschen mit einem relativ normalen Ferritinwert – das ist die Voraussetzung – kann eine Blutspende pro Jahr ausreichen, um in den niedrigen Normbereich zu gelangen, zwei Spenden im Jahr würden den Wert wahrscheinlich sicher dort halten.

Wie viele Blutspenden notwendig sind, um überhaupt auf diesen niedrigen Ferritinwert zu kommen, ist von Mensch zu Mensch sehr verschieden. Ein Beispiel: Wenn ein Mann einen Ferritinwert von 300 hat, was nicht ungewöhnlich ist, und eine Blutspende das Ferritin um 30 Punkte senkt, muss er bis zu sieben Mal oder häufiger Blut spenden, bis er einen Wert von 70 erreicht. Das sieht zwar nach viel aus, doch jemand, der bestrebt ist, ein hohes Ferritin zu senken, kann das mit einer Blutspende alle zwei Monate in 14 Monaten schaffen. Legt man pro Blutspende einen Rückgang des Ferritins um 50 Punkte zugrunde, dann würde dieser Mann mit einem Wert von 300 mit vier Blutspenden auf unter 100 kommen und mit fünf Spenden wäre er direkt im niedrigen Normbereich.

Ich kenne eine 89-Jährige, die mit 50 Jahren anfing, Blut zu spenden und die 110 Mal Blut gespendet hat – bisher. Das sind rund drei Spenden pro Jahr. (In Deutschland darf ein Blutspender nicht älter als 73 Jahre sein; Anm. d. Übers.) Den Weltrekord beim Blutspenden hält ein 78-jähriger Mann aus Florida, der 315 Mal Vollblut gespendet hat, was sich auf eine Gesamtmenge von rund 150 Litern beläuft. Für diese Meisterleistung brauchte er 60 Jahre. Auf dem Foto zu dem Artikel über ihn sieht er fantastisch fit und gesund aus – ist Blutspenden auch das Geheimnis für eine gute Gesundheit und jugendliches Aussehen? Überraschen würde es mich nicht.

Auch wenn Sie nicht ganz so eifrig Blut spenden, so dürfte eine Spende im Jahr genügen, sobald Ihr Wert einmal im niedrigen Normbereich liegt. Deshalb sollten Sie zuerst Ihren Ferritinwert feststellen lassen, denn so haben Sie einen Anhaltspunkt, wie viele Blutspenden Sie brauchen, um Ihr Eisen zu senken.

Nach Schätzungen des Roten Kreuzes sind nur etwa 38 Prozent der amerikanischen Bevölkerung für eine Blutspende geeignet, da Alter, Gesundheitszustand und bisherige Reisen viele ausschließen. Von diesen 38 Prozent spenden nur rund 5 Prozent tatsächlich Blut. Kommen Sie für eine Blutspende nicht in Betracht, gibt es noch andere Möglichkeiten, hohe Eisenwerte zu senken oder zu verhindern.

Bei einem therapeutischen Aderlass wird dem Körper Blut entzogen, er wirkt genau wie eine Blutspende. Beide unterscheiden sich hauptsächlich darin, dass der therapeutische Aderlass ein medizinisches Verfahren ist, das speziell auf die Senkung des Eisens abzielt. Und hierbei wird das Blut verworfen, statt gespendet. Bei massiver Eisenüberladung können Patienten sich sogar einmal pro Woche einem Aderlass unterziehen.

Ein therapeutischer Aderlass ist normalerweise nur für Personen mit einer medizinischen Indikation vorgesehen, etwa bei Hämochromatose, einer erblich bedingten Eisenüberladung. Ob ein Arzt einen Aderlass auch verschreiben würde, um das Eisen zu senken, falls keine massive Überladung vorliegt, ist unklar. Falls man jedoch nicht Blut spenden kann, lohnt es sich, den Arzt nach dieser Möglichkeit zu fragen.

Zusammenfassung Blutspende

1. Man kann damit rechnen, dass das Ferritin mit jeder Vollblutspende um 30 bis 50 Punkte (ng/ml) sinkt.
2. Männer, die einmal jährlich Blut spenden, halbieren ihren Ferritinwert im Durchschnitt. Vorausgesetzt wir dabei ein durchschnittlicher Ausgangswert von rund 130.
3. Zwei Blutspenden pro Jahr garantieren fast sicher einen Ferritinwert im niedrigen Normbereich, wiederum ausgehend von einem anfänglichen Durchschnittswert.
4. Um also mittels Blutspenden den Ferritinwert zu senken, sollten ein bis zwei Blutspenden jährlich genügen; immer unter der Voraussetzung, dass zu Anfang ein Durchschnittswert vorliegt.

Eisenchelatoren

Eisenchelatoren oder Chelatbildner sind – natürliche oder synthetische – chemische Substanzen, die sich an das Eisen haften; anschließend scheidet der Körper diese Chelatbildner zusammen mit dem Eisen aus.

Zahlreiche synthetische Chelatbildner sind verschreibungspflichtig. Allerdings können manche auch recht ernste Nebenwirkungen hervorrufen und einige müssen intravenös verabreicht werden. Normalerweise verschreiben Ärzte sie nur bei schweren Fällen einer Eisenüberladung. Für unsere Zwecke kommen sie hier nicht in Betracht.

Etliche natürliche Substanzen, die sich bekanntermaßen positiv auf die Gesundheit auswirken, binden ebenfalls Eisen, was wahrscheinlich der Hauptgrund für ihre gesundheitsfördernde Wirkung ist. Dazu gehören:

- Quercetin
- Kurkumin
- Inositolhexaphosphat (IP6)
- EGCG (aus grünem Tee)
- Theaflavine (aus schwarzem Tee)

Sie sind alle als relativ preisgünstige freiverkäufliche Nahrungsergänzungen erhältlich.

Quercetin, ein Flavonoid, das in zahlreichen Obst- und Gemüsesorten vorkommt, ist stark eisenbindend und kann, wie man weiß, die Blut-Hirn-Schranke überwinden.[133] Um von der stark eisenbindenden Wirkung zu profitieren, muss man es in Mengen einnehmen, die in Nahrungsergänzungen vorkommen, da Nahrungsmittel es nur in geringer Menge enthalten.

Kurkumin, der aktive Bestandteil des Gewürzes Kurkuma, löst erwiesenermaßen bei Mäusen Eisenmangel aus, wenn es lange genug verabreicht wird.[134] Auch Kurkumin muss in der Konzentration von Nahrungsergänzungen eingenommen werden, damit es nützt.

Inositolhexaphosphat, bekannt als IP6, kommt in Gemüse und Getreide vor. Reines IP6 als Nahrungsergänzung wird aus Reiskleie gewonnen.

Wie sich gezeigt hat, schützt es die Gehirnzellen, darum wurde es als Behandlung für Parkinson in Erwägung gezogen.[135] Auf viele Arten von Krebszellen wirkt es antikanzerogen, praktisch auf alle untersuchten Krebszellen, was zweifellos mit seiner eisenbindenden Wirkung zusammenhängt. Wenn Sie es als Pulver kaufen, ist es recht billig. Ich nehme täglich IP6 ein, 500 mg jeden Morgen.

EGCG aus grünem Tee und Theaflavine aus Schwarztee sind zwar auch als Nahrungsergänzungen erhältlich, interessanter ist jedoch, dass sie auch in Tee enthalten sind. Trinkt man ihn zum Essen, wird die Eisenresorption aus der Nahrung gehemmt, wie wir noch sehen werden. EGCG hat sich als ebenso wirksamer Chelatbildner erwiesen wie das verschreibungspflichtige eisenbindende Mittel Deferoxamin. Außerdem gelangt EGCG ins Gehirn, aus beiden Gründen wurde es deshalb für die Behandlung von Alzheimer in Betracht gezogen.[136] Wie bereits erwähnt, verhindert Grüntee-Extrakt bei stark gefährdeten Männern Prostatakrebs, was sehr wahrscheinlich mit seiner eisenbindenden Wirkung zusammenhängt.

So erzielen Sie gute Ergebnisse

Für (fast) alle dieser natürlichen Substanzen gibt es keine klinischen Studien am Menschen, die belegen, wie gut und wie viel Eisen sie aus dem Körper entfernen können; ihre diesbezügliche Wirkung beruht auf Experimenten mit Labortieren oder Zellkulturen. Es liegen also keine Fakten und Zahlen über ihre Wirkung bei Menschen vor. Zwar gibt es Einzelberichte von Personen, die mit einigen dieser Stoffe ihren Ferritinwert stark gesenkt haben, doch das sind letztlich nur persönliche Schilderungen. Darum können sich die Ergebnisse individuell stark unterscheiden und von der Dosis und zahlreichen anderen Faktoren abhängen.

Wenn Sie eine dieser natürlichen Substanzen einnehmen, um Ihren Eisenwert zu senken, sollten Sie Ihre Werte regelmäßig kontrollieren lassen, um sicherzugehen, dass Sie auch die gewünschten Ergebnisse erzielen.

Klinische Studien mit Eisenchelatoren wird es wahrscheinlich nicht so bald geben, da diese günstig und nicht patentierbar sind – Pharmafirmen können also keine Gewinne damit machen. Dazu kommt noch die vorgefasste Meinung, Medikamente eigneten sich für jede Behandlung besser; hinzu kommen die allgemein unterschätzten Gefahren von Eisen. Praktisch niemand, der in einer Position ist, in der er etwas dagegen unternehmen könnte, kümmert sich um diese natürlichen Substanzen.

Die Dosierungen dieser Stoffe für die Eisenbindung sind nicht sicher bekannt; die auf dem Etikett empfohlene Dosierung sollte nicht überschritten werden.

Eisenpräparate

Vielleicht ist es überflüssig zu erwähnen, aber nehmen Sie bitte keine Eisenpräparate ein, wenn Sie Ihren Eisenwert senken wollen. Eine Eisen-Supplementierung ist eine gängige Praxis, sei es auf ärztlichen Rat hin oder ohne.

Ich kann Ihnen gar nicht sagen, wie oft ich höre, dass jemand aus meinem Bekanntenkreis Eisenpräparate einnimmt. Zum allergrößten Teil wird das ohne ärztliche Empfehlung durchgeführt, meistens sind es Frauen.

Fruchtbare Frauen brauchen mehr Eisen, doch in den meisten Fällen wird der Bedarf über die Nahrung gedeckt. Frauen nach den Wechseljahren haben *keinen* erhöhten Bedarf und die gängige Praxis, Eisenpräparate einzunehmen, schadet ihrer Gesundheit.

Eisenpräparate sollten nur auf ärztlichen Rat hin eingenommen werden, unabhängig von Alter und Geschlecht. Und stellen Sie auch dann sicher, dass Ihnen klar ist, warum Sie sie einnehmen. Wenn Sie nicht wirklich unter einer Anämie leiden (mit niedrigem Hämoglobin oder mikrozytären, also zu kleinen, roten Blutkörperchen) und die Präparate aus irgendwelchen nebulösen Gründen verschrieben werden, ist Vorsicht geboten.

Etliche Medizinexperten glauben, die Eisenüberlastung, die bei der älteren Bevölkerung festzustellen ist, komme größtenteils von der

Gewohnheit, Eisenpräparate einzunehmen. Viele Menschen nehmen aus Versehen oder aus Unkenntnis Eisen zu sich, wenn sie Multivitaminpräparate nehmen – was bei den meisten der Fall ist.

Die sogenannten Multivitamine „für die Generation 50+" enthalten häufig kein Eisen, sie wären also die bessere Option, wenn Sie ein Multivitaminpräparat nehmen möchten. Seien Sie sich aber bewusst, dass viele dieser Produkte auch Kupfer enthalten; und Menschen, die Kupferpräparate einnehmen, haben ebenfalls eine höhere Sterberate. Multivitamine enthalten fast immer auch Kalzium, ein weiteres Mineral, das man klugerweise meidet. Im Grunde würde ich auf ein Multivitaminpräparat eher verzichten.

Einer neueren Studie zufolge könnte die Einnahme von Eisenpräparaten die Blutgefäße akut schädigen. Werden Blutgefäßzellen niedrigen Eisenkonzentrationen ausgesetzt, zeigen die Zellen eine sofortige DNA-Schädigung. Diese niedrigen Eisenkonzentrationen liegen in dem Bereich, mit dem bei der Einnahme einer einzelnen Eisentablette zu rechnen ist.[137]

Aspirin (Acetylsalicylsäure)

Aspirin ist ein sehr interessantes Arzneimittel in Hinblick auf die Eisenreduzierung.

Niedrig dosierte Acetylsalicylsäure – 80 mg, ein sogenanntes Baby-Aspirin – täglich eingenommen, lässt die Krebshäufigkeit erwiesenermaßen auffällig zurückgehen: 40 bis 50 Prozent bei Darmkrebs und bis zu 75 Prozent bei Speiseröhrenkrebs, bei allen anderen Krebsarten um 25 Prozent.[138] Durch Krebs verursachte Todesfälle gingen dadurch um 37 Prozent zurück. Das Risiko sinkt allerdings erst nach dreijähriger Einnahme von Aspirin, noch weiter sinkt das Risiko nach fünf Jahren Einnahme.

Wie kann Aspirin das Krebsrisiko so drastisch senken? Die plausibelste Wirkungsweise hängt nach Ansicht des Autors und mehrerer anderer Beobachter damit zusammen, dass es die Eisenspeicher des Körpers abbaut.

Krebs hat Heißhunger auf Eisen, da er schnell wächst und Wachstum Eisen braucht. Krebszellen überexprimieren bestimmte Gene, wodurch sie mehr Eisen binden können. Eisen begünstigt das Tumorwachstum und bei Mäusen mit Eisenmangel wachsen Tumore weniger schnell. Wenn Aspirin die Eisenspeicher im Körper reduziert, ist so seine Rolle bei der Krebsvorbeugung eindeutig zu verstehen.

Menschen, die mehr als sieben Aspirintabletten normaler Stärke pro Woche einnehmen, haben um bis zu 25 Prozent verringerte Eisenspeicher, gemessen als Ferritin.[139] Niedrig dosiertes Aspirin senkt ebenfalls die Ferritinwerte.

Auf mindestens drei plausible Arten senkt Aspirin Eisen:

1. Es bindet Eisen. Tatsächlich messen Chemiker die Aspirinmenge in einer Lösung, indem sie Eisen hinzugeben und einen Eisen-Aspirin-Komplex herstellen, der sich blau verfärbt und mit einem Spektrophotometer gemessen werden kann.
2. Es regt die Bildung des Protein-Moleküls Ferritin an, das dann mehr Eisen aufnehmen kann. So wird das freie Eisen, die schädlichste Form, gesenkt.
3. Es löst Mikroblutungen aus, die das Eisen verringern. Nach Ansicht der meisten Beobachter wirkt Aspirin hauptsächlich so auf Eisen ein.

Aspirin erhöht die Anzahl sogenannter Mikroblutungen im Darm, die der Einnehmende gewöhnlich nicht bemerkt. Wenn es die Blutung um 1 ml (etwa 20 Tropfen) pro Tag erhöht, dann liegt dieser kumulierte Blutverlust durchaus im Bereich des Blutverlustes einer normalen Monatsblutung. Da wir wissen, dass fruchtbare Frauen sowohl weniger Eisen als auch niedrigere Krankheitsraten haben, zeigt das, wie wirksam Aspirin Eisen reduzieren könnte, und zwar in einem Maß, bei dem auch das Krebsrisiko sinkt.

Leider birgt Aspirin auch das Risiko schwerer Blutungen, die einen medizinischen Notfall darstellen. Für Menschen, die niedrig dosiert Aspirin einnehmen – weniger als 300 mg pro Tag – verdoppelt sich das Risiko einer schweren Blutung in etwa.[140] Die absolute Rate einer schweren Blutung bei Menschen, die Aspirin einnehmen, lag bei 5,6 Prozent pro 1000 Personenjahre; bei Menschen, die kein Aspirin nehmen, lag sie hingegen bei 3,6 Prozent.

Wie an den absoluten Zahlen zu den schweren Blutungen zu erkennen ist, ist das Risiko dennoch relativ gering, und selbst Personen, die kein Aspirin einnehmen, sind in gewissem Maß gefährdet. Außerdem sank das Blutungsrisiko nach dreijähriger Einnahme – aber es besteht.

Das Risiko-Nutzen-Verhältnis von Aspirin hängt von mehreren Faktoren ab, etwa dem persönlichen Krebsrisiko, dem Blutungsrisiko, dem Herzinfarktrisiko usw. In den USA ist Krebs die Todesursache Nummer zwei, schwere Blutungen hingegen finden sich nicht einmal unter den zehn häufigsten. Da Aspirin sowohl das Krebs- als auch das Herzinfarktrisiko senkt (Letzteres zumindest bei Menschen, die bereits einen Herzinfarkt hatten), aber das Blutungsrisiko erhöht, hängt viel von dem Alter und dem Gesundheitszustand des Einzelnen ab. Bei Menschen unter etwa 50 können die Risiken durchaus schwerer wiegen als der Nutzen, doch bei älteren Menschen kann es umgekehrt sein. Nach Einschätzung mehrerer Beobachter könnte Aspirin eines der wirksamsten, derzeit verfügbaren Anti-Aging-Mittel sein.

Ein von Wissenschaftlern der Universität Zürich entwickelter Online-Kalkulator berechnet angeblich, ob die Einnahme von niedrig dosiertem Aspirin mehr nützen oder mehr schaden kann. Dazu müssen Alter, Geschlecht, Vorerkrankungen und Herzinfarktrisiko angegeben werden. Diesen Kalkulator (auf Englisch) finden Sie im Internet unter: *www.benefit-harm-balance.com*

Wer Acetylsalicylsäure (Aspirin, ASS) einnehmen will, sollte einen Arzt zu den Risiken bzw. zum Nutzen befragen. Peter Rothwell, ein Arzt, der viele Untersuchungen zu Aspirin und einem verringerten Krebsrisiko durchgeführt hat, sagt: „Zur Vorbeugung wäre es für jeden, bei dem Krebs in der Familie vorkam, sinnvoll, Aspirin zu nehmen.“ Andere kompetente Beobachter sind vorsichtiger und sagen, das müsse gründlicher erforscht werden.[141]

Weitere Studien dazu sind jedoch unwahrscheinlich, weil Acetylsalicylsäure ein billiger, generischer Wirkstoff ist und keine Pharmafirma damit große Gewinne machen kann. Die meisten Ärzte verschreiben gesunden Menschen auch weiterhin Aspirin nur ungern.

Die Eisenresorption aus der Nahrung hemmen

In der modernen westlichen Welt kann man Eisen nur schwer vermeiden. Wir essen ziemlich viel rotes Fleisch, das relativ viel Eisen enthält; und zusätzlich sind in vielen Ländern, auch in den USA, Nahrungsmittel nach der gesetzlichen Vorschrift mit Eisen angereichert. In den USA muss alles Mehl, Maismehl und jeder Reis und Grieß von Gesetzes wegen mit Eisen angereichert sein.

Glauben Sie also nicht, Sie vermeiden Eisen, indem Sie weniger rotes Fleisch essen. Das hilft zwar, aber wenn Sie nicht auch mit Eisen angereicherte Nahrungsmittel durch andere ersetzen, dann kann das vergebens sein.

Doch der Körper resorbiert nicht alles Eisen in der Nahrung, sein Anteil kann stark schwanken. Das heißt, Sie können Ihre Nahrungsmittel und Getränke „manipulieren“ und so die Eisenmenge, die Sie resorbieren, verringern.

Eine kurze Liste der Nahrungsmittel und Getränke, die neben anderen die Eisenresorption hemmen:

- Eier
- Milchprodukte
- Getreide und Gemüse
- Phytatreiche Nahrungsmittel wie Walnüsse, Mandeln und Hülsenfrüchte (Bohnen, Erbsen, Linsen)
- Tee und Kaffee
- Schokolade
- Rotwein
- Olivenöl

Wenn Sie zu den Mahlzeiten Eier und Milchprodukte essen, kann das die Eisenresorption um bis zu 50 Prozent reduzieren. Bei Milchprodukten konkurriert Kalzium mit der Eisenresorption und behindert sie dadurch. Eier enthalten eine wirksame eisenbindende Substanz, und zwar genau jene, die Eier vor eindringenden Bakterien schützt, indem sie ihnen das Eisen vorenthält.

Tee und Kaffee senken die bei einer Mahlzeit aufgenommene Eisenmenge stark. Wenn Sie zu einer Mahlzeit eine Tasse Kaffee trinken, reduziert das die Eisenresorption um bis zu 80 Prozent.[142] Seltsamerweise ist löslicher Kaffee in dieser Hinsicht noch wirksamer als Filterkaffee. Keine Wirkung ist zu erkennen, wenn der Kaffee vor der Mahlzeit getrunken wird. Zur Hemmung der Eisenresorption muss der Kaffee oder Tee während oder kurz nach dem Essen getrunken werden.

Tee (schwarzer oder grüner) ist allem Anschein nach der beste Eisenhemmer.[143] Zu einer Mahlzeit getrunken, hemmt Schwarztee die Eisenresorption um bis zu 94 Prozent. Die Zugabe von Milch oder Sahne zum Tee beeinträchtigt seine eisenhemmende Wirkung nicht.

Kakao oder Schokolade, Rotwein und Kräutertee hemmen Eisen ebenfalls, allerdings schwächer, sie sind zu etwa zwei Drittel so wirksam wie Kaffee oder Tee.

Die aktiven Bestandteile, die die Resorption hemmen, sind die sogenannten Polyphenole, die der Gesundheit auch anderweitig nützen.

Da Kaffee, Tee und Schokolade alle mit einer besseren Gesundheit in Zusammenhang gebracht werden, ist die Hemmung der Eisenresorption ein eindeutiger Grund dafür.

In der Zutphen Elderly Study, einer Studie über Männer in den Niederlanden, hatten diejenigen, die im oberen Tertil (dem oberen Drittel) Kakao verzehrten, ein nur *halb* so hohes Risiko, an Herz-Kreislauf-Erkrankungen und anderen Erkrankungen zu sterben wie die Männer im unteren Drittel. In einer Studie, die im *New England Journal of Medicine* veröffentlicht wurde, wurde der Konsum von zwei oder mehr Tassen Kaffee täglich mit einer um 10 bis 15 Prozent niedrigeren Sterberate assoziiert.

Kaffee zum Frühstück, Tee zum Mittagessen und Rotwein zum Abendessen – natürlich alles in Maßen – wäre eine gute Strategie, um die Eisenaufnahme zu senken – und eine angenehme dazu!

Beachten Sie, fast alle diese Eisenresorptionshemmer wirken auf das Nicht-Hämeisen ein, das ist die Form, die in Pflanzen vorkommt. Das in rotem Fleisch vorkommende Hämeisen wird viel leichter resorbiert und weniger leicht gehemmt. Dem Anschein nach hemmen von den Nahrungsmitteln nur Milchprodukte die Resorption des Hämeisens nennenswert. Zu einer Fleischmahlzeit eine Sahnesoße zu verzehren, hemmt also die Eisenresorption aus dem Fleisch.

Nahrungsmittel und Getränke, die die Eisenresorption erhöhen

Einige Ernährungsbestandteile erhöhen die Eisenresorption. Alkohol kann die Eisenresorption einer Mahlzeit um 25 Prozent erhöhen verglichen mit einer Mahlzeit ohne Alkohol. Viele Alkoholiker entwickeln aus diesem Grund irgendwann eine Eisenüberlastung. Rotwein hat diese Wirkung nicht, weil die darin enthaltenen Polyphenole Eisen binden. Doch Bier, Weißwein und Spirituosen erhöhen alle die Eisenresorption, wenn sie zum Essen getrunken werden.

Vitamin C erhöht die Eisenresorption enorm. Wenn Sie Eisen reduzieren wollen, sollten Sie beispielsweise keinen Orangensaft zu den Mahlzeiten trinken. Die gleiche Wirkung haben auch säurereiche Getränke wie Cranberrysaft oder Tomatensaft.

Zucker und Maissirup mit hohem Fruchtzuckergehalt erhöhen massiv die Hormone, die wiederum die Eisenresorption fördern. Limonade und andere süße Getränke scheinen eine gute Möglichkeit zu sein, sich eine Eisenüberlastung „einzufangen“.

Frühstücksflocken sind häufig mit Eisen angereichert, meiden Sie sie also, wenn Sie Eisen senken wollen. In Dänemark, das eine Eisenanreicherung untersagt, sind sie sogar verboten. (In Deutschland, Österreich und der Schweiz ist die Anreicherung mit Eisen bei Frühstücksflocken erlaubt; Anm. d. Übers.)

Wenn Sie eine gusseiserne Pfanne verwenden, gibt diese kleine Eisenmengen an die Nahrung ab, vielleicht etwa 1 mg, und zwar besonders an säurehaltige Lebensmittel. Wenn Sie Ihre Eisenwerte reduzieren möchten, sollten Sie Gusseisenpfannen meiden.

Viele Nahrungsmittel enthalten zwar viel Eisen, doch nur wenig davon wird resorbiert. Beispielsweise wird Menschen mit Eisenmangel häufig empfohlen, Spinat zu essen, jedoch behindern andere Stoffe im Spinat die Eisenresorption; wegen des Spinats müssen Sie sich also keine großen Gedanken machen.

Das bringt uns zu einer Ernährungsweise, die sich gut zur Eisenreduzierung eignet, die sogenannte Mittelmeerdiät.

Die Mittelmeerdiät

Die Ernährung verschiedener Völker rund um das Mittelmeer wird mit besserer Gesundheit in Verbindung gebracht: weniger Herzkrankheiten, Krebs und Diabetes.

Das Essen unterscheidet sich zwar stark von Region zu Region, doch insgesamt ist die sogenannte Mittelmeerdiät geprägt von viel Obst, Gemüse und Fisch, der Verwendung von Olivenöl, Rotweingenuss und relativ wenig rotem Fleisch. In Ländern, die das orthodoxe Christentum praktizieren, wird außerdem mehrmals im Jahr gefastet.

Der Gesundheitsnutzen dieser Ernährungsweise könnte auf den niedrigen Eisenverzehr und die reduzierte Eisenresorption zurückzuführen sein, was zu wenig Speichereisen im Körper führt.[144]

Auf diese Weise lässt sich eine Fettleber reduzieren und die Insulinsensitivität verbessern und die Kost kann mit geringeren Eisenspeichern einhergehen, da eine Verbindung zwischen Körpereisen und sowohl Fettleber als auch Insulinresistenz gut belegt ist.

Ältere Männer auf Kreta, die durchschnittlich 84 Jahre alt waren und sich so ernährten, hatten einen Ferritinwert von 70, das ist nur etwa halb so viel, wie ihn Männer gleichen Alters in den Niederlanden hatten; deren Wert lag bei 132. Das genügt, um für die Gesundheit einen Riesenunterschied auszumachen – und das ist auch der Fall. Holländer *sterben vier Mal häufiger an Herzkrankheiten* als Kreter. Diese Unterschiede lassen sich nicht mit Cholesterin, Blutdruck oder körperlicher Bewegung erklären, weil sich diese Werte bei den Männern in beiden Ländern kaum unterscheiden. In der Untersuchung wiesen die Kreter nur rund ein Drittel der Krebsrate der Niederländer auf.[145]

Die Nahrungsmittel der Mittelmeerdiät hemmen die Eisenresorption. Olivenöl beispielsweise und Rotwein in Verbindung mit einem reichlichen Verzehr von Obst und Gemüse wirkt so. Fisch enthält wenig Eisen und eisenreiches rotes Fleisch wird nur selten gegessen.

Es sieht so aus, als ließen sich die Eisenspeicher mit einer Ernährung, die der Mittelmeerkost ähnlich ist, am einfachsten niedrig halten.

Beachten Sie, dass andere Ernährungsweisen, wie die japanische, mit wenig Fleisch und dem Konsum von Tee und Gemüse, ebenfalls gesund und durch eine niedrige Eisenaufnahme gekennzeichnet sind.

Eine kürzlich in Südkorea durchgeführte Studie kam zu folgendem Ergebnis: Menschen mit einem hohen Ferritinwert litten mit höherer Wahrscheinlichkeit an Diabetes; und Frauen und Männer mit einem normalen Nüchternblutzucker hatten die niedrigsten Ferritinwerte. Eine eisenarme Ernährung kann das mit erklären.[146]

Amerikanische oder westliche Essgewohnheiten – mit viel zuckerreichen Nahrungsmitteln und Getränken, viel Fleisch und dazu mit Eisen angereichertem Mehl und angereicherten Getreideflocken – können die Eisenspeicher erwartungsgemäß weitaus stärker füllen. Und das tun sie auch. Dies könnte ein wichtiger Grund für den allgemein schlechten Gesundheitszustand der Amerikaner sein im Vergleich mit anderen Gesellschaften.

Eine eisenarme Ernährung

Ist es tatsächlich möglich, nicht nur die Eisenresorption aus der Nahrung zu hemmen, sondern auch die Eisenspeicher des Körpers durch die Ernährung zu reduzieren? Ja, das ist möglich.

Der Körper hat zwar keine geregelten Möglichkeiten, Eisen selbst auszuscheiden, doch seine Eisenverluste sind nicht gleich Null. Schwitzen, die Abschilferung von Haut und Darmzellen sowie Mikroblutungen im Darm führen alle zu geringen Eisenverlusten von rund 1 mg pro Tag. (Natürlich verlieren fruchtbare Frauen durch den Zyklus viel mehr.)

Diese kleinen Eisenverluste bedeuten, dass das Eisen (Ferritin) im Laufe der Zeit sinkt, wenn die Eisenaufnahme aus der Nahrung streng kontrolliert wird.

Der Arzt und Forscher Francesco Facchini, der mehrere Untersuchungen dazu durchgeführt hat, Krankheiten durch eine Eisenreduzierung zu heilen und ihnen vorzubeugen, setzte eine Patientengruppe mit diabetesbedingten Nierenerkrankungen auf eine eisenarme Diät, die andere Gruppe erhielt die bei Nierenerkrankungen oft verordnete eiweißarme Ernährung.[147] Bei der eisenarmen Ernährung war auch die Menge der Kohlenhydrate reduziert.

Von den Patienten mit der eisen- und kohlenhydratarmen Ernährung waren nach vier Jahren 20 Prozent entweder verstorben oder mussten zur Dialyse. Aus der Patientengruppe mit der üblichen eiweißarmen Diät waren es 39 Prozent. Die eisenarme Diät senkte die Sterberate oder das Endstadium der Nierenerkrankung um die Hälfte.

Diese eisen- und kohlenhydratarme Ernährung sah folgendermaßen aus:

- Die Menge der Kohlenhydrate wurde um 50 Prozent reduziert (im Vergleich zum vorherigen Verzehr).
- Eisenreiches rotes Fleisch (Rind- und Schweinefleisch) wurde durch eisenarmes weißes Fleisch (Geflügel und Fisch) ersetzt sowie durch proteinreiche Nahrungsmittel, die bekanntermaßen die Eisenresorption hemmen, z. B. Milchprodukte, Eier und Soja.
- Alle Getränke außer Tee, Milch, Wasser und Rotwein wurden gestrichen. Milch wurde zum Frühstück empfohlen, Tee war „sehr empfohlen". Rotwein sollte nicht mehr als 150 ml zum Mittagessen und 150 ml zum Abendessen getrunken werden. Außerhalb der Mahlzeiten war Wasser das einzige erlaubte Getränk.
- Sowohl für das Salatdressing als auch zum Braten wurde ausschließlich das polyphenolreiche Olivenöl extra vergine verwendet.

Die Diät war nicht kalorienreduziert und selbst eine 50-prozentige Reduzierung von Kohlenhydraten macht sie nicht zu einer kohlenhydratarmen Diät, wie etwa die Atkins-Diät. Beachten Sie, dass täglich fast eine halbe Flasche Rotwein getrunken wurde. Diese eisenarme Ernährung ähnelt der Mittelmeerdiät sehr.

Wurde diese Ernährungsweise zwei Jahre lang beibehalten, so ging der Ferritinwert durchschnittlich von 301 auf 36 zurück, also gut in den niedrigen Normbereich; in der Kontrollgruppe hingegen wurde keine Veränderung festgestellt.

Da die Kohlenhydrate bei dieser Ernährung reduziert waren, dürfte mit Eisen angereicherte Lebensmittel aus Mehl weitgehend ausgeschlossen haben, wie Brot, Frühstücksflocken und Ähnliches.

Eisenarmes Geflügel und Fisch statt eisenreiches Rind- und Schweinefleisch zu essen und zu den Mahlzeiten Milchprodukte oder Eier zu verzehren, reduziert die Eisenaufnahme ebenfalls.

Insbesondere hemmt das Trinken von Tee und Rotwein zu den Mahlzeiten die Eisenresorption. Tee hemmt sie um bis zu 95 Prozent, Rotwein um rund 65 Prozent. Beachten Sie, dass Tee „sehr empfohlen“ wurde.

Kaffee hat fast die gleiche Wirkung. Wenn Sie sich an so eine Ernährung halten wollen und lieber Kaffee als Tee trinken, funktioniert das auch gut.

Und schließlich würde es das Eisen weiter reduzieren, wenn Sie für das Salatdressing und zum Kochen ausschließlich Olivenöl verwenden.

Der Ferritinwert, der mit dieser Ernährung zu erreichen ist, ähnelt jenem von Ovo-Lakto-Vegetariern, die Milchprodukte und Eier essen, aber kein Fleisch. Wenn Sie also Fleisch essen, wie die meisten von uns, können Sie dennoch Ihre Eisenwerte auf ein sicheres Niveau senken – doch essen Sie trotzdem nicht zu viele Hamburger oder Steaks.

Wenn Sie nur zu den Mahlzeiten Tee, Kaffee oder Rotwein trinken und weniger Rind- und Schweinefleisch essen, würden Sie wahrscheinlich schon sehr von der eisensenkenden Wirkung dieser Ernährungsweise profitieren.

Der einzige Nachteil dieser Ernährung ist aus meiner Sicht, dass es bis zu zwei Jahren dauerte, bis der Ferritinwert in einem niedrigen Normbereich lag. Bei einem Ferritinwert von 300, was der Durchschnitt in dieser Gruppe war, würde man den Wert vermutlich schneller senken wollen angesichts all der gesundheitlichen Vorteile, um die man weiß. Bedenken Sie auch, dass viele Menschen einen höheren Ferritinwert als 300 haben; damit würde es noch länger dauern, ihn allein über die Ernährung zu senken.

Dennoch ist diese Ernährungsweise eine gute Strategie, um Eisen zu senken, besonders wenn sie mit anderen kombiniert wird; und damit lässt sich der Wert auch anhaltend niedrig halten.

Dosis mal Dauer ergibt die Eisentoxizität

Wie bereits erwähnt, dauert es eine Weile, bis die eisenarme Ernährung die Eisenspeicher des Körpers reduziert, und zwar bis zu zwei Jahren, selbst wenn diese Ernährungsform streng eingehalten wird.

Das liegt daran, dass natürliche Eisenverluste – außer bei fruchtbaren Frauen – normalerweise recht gering sind. Wer also von einem hohen Ferritinwert betroffen ist, sollte ihn aus gesundheitlichen Gründen rascher senken.

Und zwar deshalb, weil die Toxizität des Eisens abhängt von der Eisendosis, der Menge im Körper, multipliziert mit der Dauer, also der Zeit, wie lange es da ist.

Je früher Sie Ihren Eisenwert kennen, desto schneller können Sie etwas unternehmen. Ein älterer Mensch mit einem hohen Eisenwert kann zwar seine Gesundheit verbessern, indem er Maßnahmen zu dessen Senkung unternimmt, doch er wäre besser dran, wenn es früher festgestellt worden wäre.

Die Eisenspeicher beginnen sich bei Männern im Alter von 19 Jahren zu erhöhen und steigen bis Mitte dreißig an bis zu einem Durchschnittswert von Erwachsenen. Bei Frauen beginnt sich das Eisen mit rund 50 Jahren anzusammeln. Es wäre klug, wenn jeder Mann in seinen Zwanzigern und jede Frau in ihren Fünfzigern den eigenen Ferritinwert wüsste, um bei Bedarf handeln zu können.

Die oben beschriebenen Maßnahmen zur Eisensenkung wirken unterschiedlich schnell. Mit einer Blutspende geht es am schnellsten. Theoretisch könnte ein Spender, wenn er häufig (alle zwei Monate) Blut spendet, sein Ferritin um 200 Punkte oder mehr im Jahr senken. Mit einer eisenarmen Ernährung hingegen könnte es bis zum gleichen Ziel mehrere Jahre dauern. Bei der Chelatbildung und der Hemmung der Eisenresorption spielen zu viele Variablen mit hinein, als dass man befriedigend beantworten könnte, wie lange eine Senkung des Eisens auf ein gesundes Niveau dauert.

Es ist also eine gute Idee, sich sowohl die Ferritinwerte als auch die zur Reduzierung unternommenen Schritte zu notieren. Indem Sie das Ferritin wie auch die Maßnahmen zur Senkung kontrollieren, können Sie das Ferritin in einem akzeptablen Bereich halten, ohne in einen Eisenmangel oder einen Eisenüberschuss zu geraten.

Die wichtigsten Punkte

- Der Normbereich und der Optimalbereich für Eisen sind nicht identisch.
- Der Normbereich unterschätzt Gesundheitsrisiken, die bereits bei Werten im Normbereich beginnen.
- Die meisten Ärzte beachten einen Ferritinwert im Normbereich nicht weiter, deshalb müssen Sie selbst aktiv werden, wenn Sie in den optimalen Bereich kommen wollen.
- Blutspenden sind der sicherste und schnellste Weg, um überschüssiges Eisen zu reduzieren.
- Natürliche Eisenchelatoren, die alle der Gesundheit nützen, binden sich an das Eisen im Körper und beseitigen es.
- Aspirin senkt das Krebsrisiko enorm, und diese Wirkung erzielt es möglicherweise durch die Reduzierung des Eisens.
- Tee, Kaffee, Milchprodukte und etliche andere Nahrungsmittel und Getränke können die Resorption von Eisen aus der Nahrung enorm senken.
- Der Gesundheitsnutzen der Mittelmeerdiät mag teilweise oder vollständig auf ihre eisensenkende Wirkung zurückzuführen sein.
- Eine eisenarme Ernährung mit zusätzlichen Eisenhemmern wie Tee und Rotwein senkt das Ferritin wirksam und verringert die Sterberate bei Nierenkranken.

8. Fazit

Die Ansammlung von Eisen beschleunigt die Alterung, schadet der Gesundheit und trägt zur Entstehung vieler Krankheiten bei; Beispiele dafür sind Krebs, Herzkrankheiten, Diabetes, Gehirnerkrankungen und andere.

Ihren Eisenwert zu kontrollieren und darauf zu achten, dass er nicht zu stark ansteigt, könnte eine der wichtigsten Gesundheitsmaßnahmen sein. Und mit ziemlicher Sicherheit ist es eine Tatsache, über die fast niemand spricht.

Wie wichtig ist die Reduzierung der Eisenspeicher im Körper verglichen mit anderen bekannten Gesundheitsmaßnahmen, etwa mit Bewegung und Sport? Diese Frage lässt sich nur schwer zufriedenstellend beantworten, aber meiner Meinung nach ist die Reduzierung des Eisens als „notwendig, aber nicht ausreichend" einzustufen.

Wenn Sie sich bewegen, ein normales Körpergewicht halten, Zucker und raffinierte Kohlenhydrate in Ihrer Ernährung meiden, ausreichend schlafen und in anderen Bereichen gute Gesundheitspraktiken pflegen, aber Ihr Eisenwert hoch ist, könnte dieser hohe Wert aus meiner Sicht Ihre guten Gesundheitsmaßnahmen aufwiegen und zunichtemachen.

Wenn Sie gesundheitlich in eher schlechter Verfassung sind, Übergewicht haben, sich nicht bewegen und ungesund ernähren, wird Sie dann ein niedriger Eisenwert retten? Nein. Er kann ein wenig helfen, aber Ihre schlechten Gewohnheiten werden die Vorzüge Ihrer niedrigen Eisenwerte größtenteils aufheben.

Für eine optimale Gesundheit sollte das Erhalten eines normalen Eisenspeichers im Körper in eine Reihe guter Gesundheitspraktiken integriert sein.

Die schädigende Wirkung des Eisens wird nur selten erkannt, selbst von Forschern, die sich mit Altern und Krankheiten beschäftigen, und sogar von Ärzten. Ich hoffe, durch dieses Buch wird ein Eisenüberschuss häufiger als erhebliches Gesundheitsrisiko erkannt.

Die FDA (die amerikanische Behörde für Lebensmittelüberwachung und Arzneimittelzulassung, Anm. d. Ü.), die USDA, (das US-amerikanische Landwirtschaftsministerium, Anm. d. Ü.), die Weltgesundheitsorganisation und andere Regierungsbehörden in den USA und anderen Ländern werden Ihnen nicht zu Hilfe kommen. Abgesehen von Fällen einer drastischen Eisenüberlastung, etwa bei Hämochromatose oder bei mehrfachen Bluttransfusionen, erkennen diese Behörden einen Eisenüberschuss nicht als Problem. Wie mehrfach in diesem Buch angedeutet, haben auch Pharmafirmen keinen Anreiz, dieses Problem zu untersuchen.

Der wichtigste Punkt bei einem Eisenüberschuss besteht darin, von vorneherein ein Ansteigen des Eisens zu verhindern. Dafür muss das Problem weitaus stärker ins Bewusstsein rücken. Wüssten mehr Menschen darum, dann hätten auch mehr Menschen eine skeptische Einstellung zu Eisenpräparaten und einer Anreicherung von Nahrungsmitteln mit Eisen. Sie wüssten um den gesundheitlichen Nutzen von Blutspenden und von natürlichen sekundären Pflanzenstoffen wie Kurkumin oder Grüntee-Extrakt.

Die gesetzlich vorgeschriebene Eisenanreicherung von Nahrungsmitteln könnte viele Menschen langsam vergiften. Vermeintlich nützen kann sie nur einem kleinen Anteil der Bevölkerung, nämlich Menschen mit einem Risiko für Eisenmangel. Schweden (1995) und Dänemark (1987) haben die Anreicherung von Nahrungsmitteln mit Eisen verboten, hauptsächlich deshalb, weil die Risiken für die Mehrheit den Nutzen für die Minderheit überwogen. Dänemark gestattet nicht einmal den Import von mit Eisen angereicherten Frühstücksflocken, weil sie schädlich sein könnten.

Ich würde nicht darauf warten, dass die Eisenanreicherung in den USA – und anderswo – aufhört. Die Nahrungsmittel-Lobby ist zu fest etabliert und Eisenüberschuss wird zu selten als Problem erkannt. Im Gegenteil, Eisen wird nur im Falle eines Mangels als Problem erkannt, und davon sind relativ wenige Menschen betroffen. Die herrschende Meinung bei Fachleuten aus dem Medizinbereich und bei Laien ist gleichermaßen: Man kann gar nicht genug Eisen bekommen, je mehr, desto besser.

Um Ihr Eisen zu kontrollieren, müssen Sie deshalb die Sache selbst in die Hand nehmen. Zum Glück gestaltet sich das ziemlich einfach, obwohl der eher größere Teil der Öffentlichkeit, der nicht Blut spenden darf, den Eisenwert mit langsameren, weniger effizienten Methoden senken muss. Erwarten Sie nur nicht, dass Ihr Arzt Sie auf all das aufmerksam macht; aller Wahrscheinlichkeit nach wird das eher nicht der Fall sein.

Um bis zu einem Alter von 90 oder darüber hinaus ohne Krebs, Herzerkrankungen oder andere Krankheiten zu leben, müssen Sie darauf achten, dass der Eisenspeicher Ihres Körpers nicht überbordet und möglichst innerhalb der hier besprochenen Grenzen bleibt. Andere Gesundheitsaspekte sind ebenfalls wichtig, wie Bewegung und Sport, kein Übergewicht und eine gesunde Ernährung, doch wenn Sie all das machen, aber Ihr Eisen nicht kontrollieren, könnten diese anderen Maßnahmen letztlich verlorene Liebesmühe sein.

Anhang

Die Entdecker des Eisen-Zusammenhangs

Die Arbeit mehrerer Wissenschaftler und Ärzte war wichtig dafür, dass der Zusammenhang zwischen Eisen und Krankheiten entdeckt und erklärt werden konnte. Ohne ihre Beiträge wüssten wir weit weniger über Eisen und Gesundheit. Im Folgenden stelle ich einige der wichtigsten Ärzte und Wissenschaftler kurz vor.

Jerome L. Sullivan, M. D., Ph. D.

Der Ehrenplatz gebührt dem mittlerweile verstorbenen Dr. Jerome Sullivan, einem Arzt und Pathologen, der als Erster die Eisen-Hypothese bei Herzkrankheiten aufstellte. Er „staunte" über die Tatsache, dass Männer viel häufiger von Herzerkrankungen betroffen sind als Frauen und warum es bei Frauen nach den Wechseljahren zu einer Zunahme der Erkrankungen kommt. Bis dahin und teilweise noch heute, glaubte man, der Grund dafür seien die unterschiedlichen Sexualhormone zwischen Männern und Frauen und zwischen Frauen vor und nach den Wechseljahren.

1981 veröffentlichte Dr. Sullivan in der medizinischen Fachzeitschrift *The Lancet* einen bahnbrechenden Artikel mit dem Titel „Iron and the sex difference in heart disease risk" (dt. etwa: „Eisen und der Geschlechtsunterschied für das Herzerkrankungsrisiko"). Diese Arbeit wurde von anderen Wissenschaftlern bis zur Drucklegung dieses Buches 759 Mal zitiert und hat das Denken bezüglich Eisen und Herzerkrankungen stark verändert.

Dr. Sullivan schrieb noch viele weitere Fachaufsätze (laut Google Scholar, einer Suchmaschine für wissenschaftliche Literatur, sind es 86). Er lebte in Florida und starb 2013.

Francesco Facchini, M. D.

Dr. Francesco Facchini war früher an der University of California, San Francisco, als Arzt tätig und ist mittlerweile im Ruhestand. Er stellte die Verbindung zwischen Eisen und Insulinresistenz her. Er führte mehrere Studien durch, in denen Patienten oder Versuchsteilnehmer ihr Eisen entweder mittels Aderlass oder Diät senkten.

Dr. Facchini veröffentlichte unter anderem folgende Artikel:

- *Effect of iron depletion in carbohydrate-intolerant patients with clinical evidence of non-alcoholic fatty liver disease* (2002) (dt. etwa: „Die Wirkung einer Eisendepletion bei Patienten mit Kohlenhydratintoleranz bei klinisch nachgewiesener nicht-alkoholischer Fettlebererkrankung“)
- *Low iron status and enhanced insulin sensitivity in lacto-ovo vegetarians* (2001) (dt. etwa: „Niedriger Eisenstatus und erhöhte Insulinsensitivität bei Ovo-Lacto-Vegetariern“)
- *A low-iron-available, polyphenol-enriched, carbohydrate-restricted diet to slow progression of diabetic nephropathy* (2003) (dt. etwa: „Das Fortschreiten einer diabetischen Nephropathie verlangsamen mit einer eisenarmen, polyphenolreichen, kohlenhydratreduzierten Ernährung“)
- *Effect of iron depletion on cardiovascular risk factors* (2002) (dt. etwa: „Die Wirkung einer Eisendepletion auf kardiovaskuläre Risikofaktoren“)
- *Near-iron deficiency-induced remission of gouty arthritis* (2003) (dt. etwa: „Durch einen Beinahe-Eisenmangel induzierte Remission von Gichtarthritis")

Eugene D. Weinberg, Ph. D.

Dr. Eugene Weinberg ist emeritierter Professor für Biologie der Universität von Indiana. In seiner Berufslaufbahn beschäftigte er sich eingehend mit der biologischen Wirkung von Eisen und anderen Spurenmetallen und schrieb umfassend über die Gefahren überschüssigen Eisens. Er hat mehr als 140 wissenschaftliche Aufsätze verfasst, darunter:

- *Iron availability and infection* (2009) (dt. etwa: „Eisenverfügbarkeit und Infektionen")
- *Iron loading: a risk factor for osteoporosis* (2006) (dt. etwa: „Eisenüberladung: ein Risikofaktor für Osteoporose")
- *The hazards of iron loading* (2010) (dt. etwa: „Die Risiken einer Eisenüberladung")
- *The role of iron in cancer* (1996) (dt. etwa: „Die Rolle des Eisens bei Krebs")

Leo R. Zacharski, M. D.

Dr. Leo Zacharski hat eine medizinische Professur inne an der Geisel School of Medicine im Dartmouth College und leitet eine Klinik für Eisenüberladung am Hitchcock Hospital in Lebanon, New Hampshire. Er hat wichtige Arbeit geleistet zur Toxizität von Speichereisen im Körpergewebe und führte klinische Versuche zur Eisensenkung durch.

Er veröffentlichte unter anderem folgende Artikel:

- *Reducing iron stores lowers cancer risk in patients with peripheral arterial disease* (2007) (dt. etwa: „Reduzierung der Eisenspeicher senkt das Krebsrisiko bei Patienten mit peripheren arteriellen Verschlusskrankheiten")
- *Reduction of Iron Stores and Cardiovascular Outcomes in Patients with Peripheral Arterial Disease* (2007) (dt. etwa „Reduzierung der Eisenspeicher und kardiovaskuläre Ergebnisse bei Patienten mit peripheren arteriellen Verschlusskrankheiten")
- *Association of age, sex, and race with body iron stores in adults: analysis of NHANES III data* (2000) (dt. etwa: „Zusammenhang von Alter, Geschlecht und Ethnie mit Eisenspeichern bei Erwachsenen: eine Analyse der Daten aus NHANES III")
- *Getting the iron out: Phlebotomy for Alzheimer's disease?* (2009) (dt. etwa: „Das Eisen loswerden: Aderlass bei Alzheimer?")

Luca Mascitelli, M. D.

Dr. Luca Mascitelli ist Arzt und gleichzeitig Oberstleutnant der italienischen Armee. Bei meinen Recherchen zu Eisen und Gesundheit stieß ich auf zahlreiche Artikel und Briefe von ihm zu diesem Thema. Unermüdlich macht er auf die Gefahren des Eisens für viele Krankheiten aufmerksam.

Mehrere Veröffentlichungen schrieb er zusammen mit dem verstorbenen Dr. Jerome Sullivan. Unter anderem verfasste er diese Texte:

- *Explaining sex difference in coronary heart disease: Is it time to shift from the oestrogen hypothesis to the iron hypothesis?* (2011) (dt. etwa: „Den Geschlechterunterschied bei koronaren Herzkrankheiten erklären: Ist es an der Zeit, von der Östrogen-Hypothese zur Eisen-Hypothese überzugehen?“)
- *Inhibition of Iron Absorption by Coffee and the Reduced Risk of Type 2 Diabetes Mellitus* (2007) (dt. etwa: „Hemmung der Eisenresorption durch Kaffee und das verringerte Risiko für Typ-2-Diabetes”)
- *Aspirin-associated iron loss as an anticancer mechanism* (2010) (dt. etwa: „Aspirin-assoziierter Eisenverlust als krebshemmender Wirkmechanismus”)
- *Is the Beneficial Antioxidant Effect of Olive Oil Mediated by Interaction of its Phenolic Constituents and Iron?* (2010) (dt. etwa: „Wird die günstige antioxidative Wirkung von Olivenöl durch die Interaktion seiner Phenol-Bestandteile mit Eisen vermittelt?“)
- *The Mediterranean Diet and Body Iron Stores* (2014) (dt. etwa: „Die Mittelmeerernährung und die Eisenspeicher im Körper“)

Abbildungsverzeichnis

S. 25:

Zacharski, Leo R., et al. "Association of age, sex, and race with body iron stores in adults: analysis of NHANES III data." American Heart Journal 140.1 (2000): 98–104.

S. 36:

Sullivan, Jerome L. "The iron paradigm of ischemic heart disease." American Heart Journal 117.5 (1989): 1177–1188.

S. 37:

Sullivan, Jerome L. "The iron paradigm of ischemic heart disease." American Heart Journal 117.5 (1989): 1177–1188.

S. 39:

Wolff, Birger, et al. "Association between high serum ferritin levels and carotid atherosclerosis in the study of health in Pomerania (SHIP)." Stroke35.2 (2004): 453–457.

S. 54:

Knoll, Jospeh. "How Selegilene ((-)Deprenyl) Slows Brain Aging. Bentham Science Publishers, Jan 1, 2012

S. 61:

Gabrielsen, J. Scott, et al. "Adipocyte iron regulates adiponectin and insulin sensitivity." The Journal of Clinical Investigation 122.10 (2012): 3529–3540.

S. 64:

Gao, Yan, et al. "Adipocyte iron regulates leptin and food intake." The Journal of Clinical Investigation 125.9 (2015): 3681–3691.

S. 65:

Nutrient Content of the U.S. Food Supply, 1909–2000, United States Department of Agriculture Center for Nutrition Policy and Promotion Home Economics Research Report Number 56 November 2004

S. 70:

Facchini, Francesco S. "Near-iron deficiency-induced remission of gouty arthritis." Rheumatology 42.12 (2003): 1550–1555.

S. 98:

Ware, William R. "The Risk of Too Much Iron: Normal Serum Ferritin Levels May Represent Significant Health Issues." Journal of Orthomolecular Medicine 28.4 (2013).

Quellenverzeichnis

1. Hansen JB1, Tonnesen MF, Madsen AN, et al. Cell Metab. 2012 Oct 3;16(4): 449–61. doi: 10.1016/j.cmet.2012.09.001. Epub 2012 Sep 20. Divalent metal transporter 1 regulates iron-mediated ROS and pancreatic cell fate in response to cytokines.
2. Zacharski LR. Ferrotoxic disease: the next great public health challenge. Clin Chem 2014;60:1362–4
3. Ferrotoxic disease: quantitative effects of iron excess on health: www.healtheiron.com Accessed February 12, 2016
4. Schümann K, Ettle T, Szegner B, Elsenhans B, Solomons NW. On risks and benefits of iron supplementation recommendations for iron intake revisited. J Trace Elem Med Biol. 2007;21(3):147–68. Epub 2007 Aug 1.
5. Zacharski LR, Shamayeva G, Chow BK, DePalma RG. Racial health disparities, and variant Red Cell and Iron homeostasis. JHCPU May 2015.
6. Pachón H, Spohrer R, Mei Z, Serdula MK. Evidence of the effectiveness of flour fortification programs on iron status and anemia: a systematic review. Nutr Rev. 2015 Nov;73(11):780–95. doi: 10.1093/nutrit/nuv037. Epub 2015 Oct 2.
7. Fleming DJ, Tucker KL, Jacques PF, et al. Dietary factors associated with the risk of high iron stores in the elderly Framingham Heart Study cohort. Am J Clin Nutr 2002;76:1375–84.
8. Cook, Christopher I., and Byung Pal Yu. "Iron accumulation in aging: modulation by dietary restriction." Mechanisms of Ageing and Development102.1 (1998): 1–13.
9. Reverter-Branchat, Gemma, et al. "Oxidative damage to specific proteins in replicative and chronological-aged Saccharomyces cerevisiae common targets and prevention by calorie restriction." Journal of Biological Chemistry279.30 (2004): 31983–31989.
10. Mori, Nobuko, and Kimiko Hirayama. "Long-term consumption of a methionine-supplemented diet increases iron and lipid peroxide levels in rat liver." The Journal of Nutrition 130.9 (2000): 2349–2355.
11. Massie, Harold R., Valerie R. Aiello, and Trevor R. Williams. "Inhibition of iron absorption prolongs the life span of Drosophila." Mechanisms of Ageing and Development 67.3 (1993): 227–237.
12. Schiavi, Alfonso, et al. "Iron-starvation-induced mitophagy mediates lifespan extension upon mitochondrial stress in C. elegans." Current Biology 25.14 (2015): 1810–1822. Klang, Ida M., et al. "Iron promotes protein insolubility and aging in C. elegans." Aging (Albany NY) 6.11 (2014): 975.
13. Hatcher, Heather C., et al. "Synthetic and natural iron chelators: therapeutic potential and clinical use." Future Medicinal Chemistry 1.9 (2009): 1643–1670.

14. Forte, Giovanni, et al. "Metals in plasma of nonagenarians and centenarians living in a key area of longevity." Experimental Gerontology 60 (2014): 197–206.
15. Zacharski, Leo R., et al. "Association of age, sex, and race with body iron stores in adults: analysis of NHANES III data." American Heart Journal 140.1 (2000): 98–104.
16. Sullivan, Jerome L. "Are menstruating women protected from heart disease because of, or in spite of, estrogen? Relevance to the iron hypothesis." American Heart Journal 145.2 (2003): 190–194.
17. Salonen, Jukka T., et al. "Donation of blood is associated with reduced risk of myocardial infarction The Kuopio Ischaemic Heart Disease Risk Factor Study." American Journal of Epidemiology 148.5 (1998): 445–451.
18. Meyers, David G., et al. "Possible association of a reduction in cardiovascular events with blood donation." Heart 78.2 (1997): 188–193.
19. Meyers, David G., Kelly C. Jensen, and Jay E. Menitove. "A historical cohort study of the effect of lowering body iron through blood donation on incident cardiac events." Transfusion 42.9 (2002): 1135–1139.
20. Ullum, Henrik, et al. "Blood donation and blood donor mortality after adjustment for a healthy donor effect." Transfusion 55.10 (2015): 2479–2485.
21. Ellervik, Christina, et al. "Total and cause-specific mortality by moderately and markedly increased ferritin concentrations: general population study and metaanalysis." Clinical Chemistry 60.11 (2014): 1419–1428.
22. Kurz, Tino, Alexei Terman, and Ulf T. Brunk. "Autophagy, ageing and apoptosis: the role of oxidative stress and lysosomal iron." Archives of Biochemistry and Biophysics 462.2 (2007): 220–230.
23. Wiley, Christopher D., et al. "Mitochondrial Dysfunction Induces Senescence with a Distinct Secretory Phenotype." Cell Metabolism (2015).
24. Walter, Patrick B., et al. "Iron deficiency and iron excess damage mitochondria and mitochondrial DNA in rats." Proceedings of the National Academy of Sciences 99.4 (2002): 2264–2269.
25. Troutt, Jason S., et al. "Circulating human hepcidin–25 concentrations display a diurnal rhythm, increase with prolonged fasting, and are reduced by growth hormone administration." Clinical Chemistry 58.8 (2012): 1225–1232.
26. Shang, Chaowei, Hongyu Zhou, and Shile Huang. "Iron chelation inhibits mTOR activity in cancer cells." Cancer Research 74.19 Supplement (2014): 2789–2789.
27. Roecker, L., et al. "Iron-regulatory protein hepcidin is increased in female athletes after a marathon." European Journal of Applied Physiology 95.5–6 (2005): 569–571.
28. Peeling, Peter, et al. "Iron status and the acute post-exercise hepcidin response in athletes." PloS One 9.3 (2014): e93002.

29. De Valk, B., and J. J. M. Marx. "Iron, atherosclerosis, and ischemic heart disease." Archives of Internal Medicine 159.14 (1999): 1542–1548. (Vieles aus dem Kapitel über Herzerkrankungen bezieht sich auf diese Veröffentlichung.)
30. Sullivan, Jerome L. "The iron paradigm of ischemic heart disease." American Heart Journal 117.5 (1989): 1177–1188.
31. Salonen, Jukka T., et al. "High stored iron levels are associated with excess risk of myocardial infarction in eastern Finnish men." Circulation 86.3 (1992): 803–811.
32. Sullivan, Jerome L. "Are menstruating women protected from heart disease because of, or in spite of, estrogen? Relevance to the iron hypothesis." American Heart Journal 145.2 (2003): 190–194.
33. Mascitelli, L., and M. R. Goldstein. "Might the beneficial effects of statin drugs be related to their action on iron metabolism?." QJM 105.12 (2012): 1225–1229.
34. Zacharski, Leo R., et al. "The statin–iron nexus: anti-inflammatory intervention for arterial disease prevention." American Journal of Public Health103.4 (2013): e105–e112.
35. Lauffer, R. B. "Iron stores and the international variation in mortality from coronary artery disease." Medical Hypotheses 35.2 (1991): 96–102.
36. https://www.hsph.harvard.edu/news/features/edgren-cancer-sex-differences/
37. Mascitelli, Luca, and Mark R. Goldstein. "Explaining sex difference in cancer risk: Might it be related to excess iron?." International Journal of Cancer133.9 (2013): 2261–2262.
38. Zacharski, Leo R., et al. "Decreased cancer risk after iron reduction in patients with peripheral arterial disease: results from a randomized trial."Journal of the National Cancer Institute 100.14 (2008): 996–1002.
39. Knekt, Paul, et al. "Body iron stores and risk of cancer." International Journal of Cancer 56.3 (1994): 379–382.
40. Stevens, Richard G., R. Palmer Beasley, and Baruch S. Blumberg. "Iron-binding proteins and risk of cancer in Taiwan." Journal of the National Cancer Institute 76.4 (1986): 605–610.
41. Wu, Tiejian, et al. "Serum iron, copper and zinc concentrations and risk of cancer mortality in US adults." Annals of epidemiology 14.3 (2004): 195–201.
42. Raina, Komal, et al. "Inositol hexaphosphate inhibits tumor growth, vascularity, and metabolism in TRAMP mice: a multiparametric magnetic resonance study." Cancer Prevention Research 6.1 (2013): 40–50.
43. Yuan, Jun, David B. Lovejoy, and Des R. Richardson. "Novel di-2-pyridyl–derived iron chelators with marked and selective antitumor activity: in vitro and in vivo assessment." Blood 104.5 (2004): 1450–1458.

44. Torti, Suzy V., and Frank M. Torti. "Iron and cancer: more ore to be mined." Nature Reviews Cancer 13.5 (2013): 342–355.
45. Mascitelli, Luca, Francesca Pezzetta, and Jerome L. Sullivan. "Aspirin-associated iron loss as an anticancer mechanism." Medical hypotheses 74.1 (2010): 78–80.
46. Rothwell, Peter M., et al. "Effect of daily aspirin on risk of cancer metastasis: a study of incident cancers during randomised controlled trials." The Lancet 379.9826 (2012): 1591–1601.
47. Stellman, Steven D., et al. "Smoking and lung cancer risk in American and Japanese men: an international case-control study." Cancer Epidemiology Biomarkers & Prevention 10.11 (2001): 1193–1199.
48. McCormack, Valerie A., et al. "Aspirin and NSAID use and lung cancer risk: a pooled analysis in the International Lung Cancer Consortium (ILCCO)." Cancer Causes & Control 22.12 (2011): 1709–1720.
49. Chanvorachote, Pithi, and Sudjit Luanpitpong. "Iron Induces Cancer Stem Cells and Aggressive Phenotypes in Human Lung Cancer Cells." American Journal of Physiology-Cell Physiology (2016): ajpcell–00322.
50. Ninomiya, Takayuki, et al. "Iron control is a novel therapeutic target of cancer stem cells." Cancer Research 75.15 Supplement (2015): 4243–4243.
51. Toyokuni, Shinya. "Role of iron in carcinogenesis: cancer as a ferrotoxic disease." Cancer science 100.1 (2009): 9–16.
52. Weinberg, E. D. "Tobacco smoke iron: an initiator/promoter of multiple diseases." Biometals 22.2 (2009): 207–210.
53. Weinberg, E. D. "The role of iron in cancer." Eur J Cancer Prev 5.1 (1996): 19–36.
54. Connor, J. R., et al. "A histochemical study of iron, transferrin, and ferritin in Alzheimer's diseased brains." Journal of neuroscience research 31.1 (1992): 75–83.
55. Raven, E. P., et al. "Increased iron levels and decreased tissue integrity in hippocampus of Alzheimer's disease detected in vivo with magnetic resonance imaging." Journal of Alzheimer's disease: JAD 37.1 (2013): 127.
56. Butterfield, D. Allan, Fabio Di Domenico, and Eugenio Barone. "Elevated risk of type 2 diabetes for development of Alzheimer disease: a key role for oxidative stress in brain." Biochimica et Biophysica Acta (BBA)-Molecular Basis of Disease 1842.9 (2014): 1693–1706.
57. Mandel, Silvia, et al. "Iron dysregulation in Alzheimer's disease: multimodal brain permeable iron chelating drugs, possessing neuroprotective-neurorescue and amyloid precursor protein-processing regulatory activities as therapeutic agents." Progress in neurobiology 82.6 (2007): 348–360.
58. Ayton, Scott, et al. "Ferritin levels in the cerebrospinal fluid predict Alzheimer/'s disease outcomes and are regulated by APOE." Nature communications 6 (2015).

59. Bartzokis, George, et al. "Prevalent iron metabolism gene variants associated with increased brain ferritin iron in healthy older men." Journal of Alzheimer's Disease 20.1 (2010): 333–341.
60. Pisa, Diana, et al. "Different Brain Regions are Infected with Fungi in Alzheimer's Disease." Scientific reports 5 (2015).
61. Weinreb, Orly, et al. "Targeting dysregulation of brain iron homeostasis in Parkinson's disease by iron chelators." Free Radical Biology and Medicine62 (2013): 52–64.
62. de Lima, Maria Noemia Martins, et al. "Selegiline protects against recognition memory impairment induced by neonatal iron treatment." Experimental Neurology 196.1 (2005): 177–183.
63. Bartzokis, George, et al. "Brain ferritin iron may influence age-and gender-related risks of neurodegeneration." Neurobiology of Aging 28.3 (2007): 414–423.
64. Smith, Mark A., et al. "Increased iron and free radical generation in preclinical Alzheimer disease and mild cognitive impairment." Journal of Alzheimer's disease: JAD 19.1 (2010): 363.
65. Dwyer, Barney E., et al. "Getting the iron out: Phlebotomy for Alzheimer's disease?." Medical Hypotheses 72.5 (2009): 504–509.
66. Mandel, Silvia, et al. "Green tea catechins as brain-permeable, natural iron chelators-antioxidants for the treatment of neurodegenerative disorders." Molecular nutrition & food research 50.2 (2006): 229–234.
67. Xu, Qi, Anumantha G. Kanthasamy, and Manju B. Reddy. "Neuroprotective effect of the natural iron chelator, phytic acid in a cell culture model of Parkinson's disease." Toxicology 245.1 (2008): 101–108.
68. Iwasaki, Tomoyuki, et al. "Serum ferritin is associated with visceral fat area and subcutaneous fat area." Diabetes Care 28.10 (2005): 2486–2491.
69. Gillum, R. F. "Association of serum ferritin and indices of body fat distribution and obesity in Mexican American men—the Third National Health and Nutrition Examination Survey." International Journal of Obesity & Related Metabolic Disorders 25.5 (2001).
70. Ukkola, Olavi, and Merja Santaniemi. "Adiponectin: a link between excess adiposity and associated comorbidities?." Journal of Molecular Medicine80.11 (2002): 696–702.
71. Gabrielsen, J. Scott, et al. "Adipocyte iron regulates adiponectin and insulin sensitivity." The Journal of clinical investigation 122.10 (2012): 3529.
72. Facchini, Francesco S., Nancy W. Hua, and Riccardo A. Stoohs. "Effect of iron depletion in carbohydrate-intolerant patients with clinical evidence of nonalcoholic fatty liver disease." Gastroenterology 122.4 (2002): 931–939.
73. Bailey, Regan L., et al. "Dietary supplement use in the United States, 2003–2006." The Journal of nutrition (2010): jn–110.

74. Topaloglu, A. Kemal, et al. "Lack of association between plasma leptin levels and appetite in children with iron deficiency." Nutrition 17.7 (2001): 657–659.
75. Gao, Yan, et al. "Adipocyte iron regulates leptin and food intake." The Journal of Clinical Investigation 125.9 (2015): 3681–3691.
76. http://www.cnpp.usda.gov/sites/default/files/nutrient_content_of_the_us_food_supply/FoodSupply1909–2000.pdf
77. Christides, Tatiana, and Paul Sharp. "Sugars increase non-heme iron bioavailability in human epithelial intestinal and liver cells." PloS one 8.12 (2013): e83031.
78. Weinberg, Eugene D. "Iron availability and infection." Biochimica et Biophysica Acta (BBA)-General Subjects 1790.7 (2009): 600–605.
79. Weinberg, Eugene D. "Iron loading and disease surveillance." Emerging infectious diseases 5.3 (1999): 346.
80. Azar, Sima Abedi, and Mohammad Reza Jafari Nakhjavani. "The effect of intravenous iron on bacterial infection in hemodialysis patients." Life Science Journal 12.3s (2015).
81. Bullen, John, et al. "Sepsis: the critical role of iron." Microbes and infection2.4 (2000): 409–415.
82. Zager, Richard A., Ali CM Johnson, and Sherry Y. Hanson. "Parenteral iron therapy exacerbates experimental sepsis Rapid Communication." Kidney international 65.6 (2004): 2108–2112.
83. Islam, Sufia, et al. "Anti-inflammatory and anti-bacterial effects of iron chelation in experimental sepsis." Journal of Surgical Research 200.1 (2016): 266–273.
84. Osthoff, Michael, et al. "Low-Dose Acetylsalicylic Acid Treatment and Impact on Short-Term Mortality in Staphylococcus aureus Bloodstream Infection: A Propensity Score-Matched Cohort Study." Critical care medicine (2016).
85. Singh, Ajay Vikram, and Paolo Zamboni. "Anomalous venous blood flow and iron deposition in multiple sclerosis." Journal of Cerebral Blood Flow & Metabolism 29.12 (2009): 1867–1878.
86. http://yourmedicalguide.info/italian-doctor-may-have-found-surprisingly-simple-cure-for-multiple-sclerosis/
87. Facchini, Francesco S. "Near-iron deficiency-induced remission of gouty arthritis." Rheumatology 42.12 (2003): 1550–1555.
88. Weinberg, E. D. "Tobacco smoke iron: an initiator/promoter of multiple diseases." Biometals 22.2 (2009): 207–210.
89. Cloonan, Suzanne M., et al. "Mitochondrial iron chelation ameliorates cigarette smoke-induced bronchitis and emphysema in mice." Nature medicine (2016).
90. Reid, David William, Greg J. Anderson, and Iain L. Lamont. "Role of lung iron in determining the bacterial and host struggle in cystic fibrosis."

American Journal of Physiology-Lung Cellular and Molecular Physiology 297.5 (2009): L795–L802.

91. Bugianesi, Elisabetta, et al. "Relative contribution of iron burden, HFE mutations, and insulin resistance to fibrosis in nonalcoholic fatty liver." Hepatology 39.1 (2004): 179–187.

92. Valenti, Luca, et al. "A randomized trial of iron depletion in patients with nonalcoholic fatty liver disease and hyperferritinemia." World journal of gastroenterology: WJG 20.11 (2014): 3002.

93. Garg, R., Z. Goodman, and Z. Younossi. "Commentary: phlebotomy in non-alcoholic fatty liver disease." Alimentary Pharmacology & Therapeutics 37.11 (2013): 1112–1112.

94. https://www.ncbi.nlm.nih.gov/pubmed/11808931

95. Yano, Motoyoshi, et al. "Long term effects of phlebotomy on biochemical and histological parameters of chronic hepatitis C." The American Journal of Gastroenterology 97.1 (2002): 133–137.

96. Kato, Junji, et al. "Long-term phlebotomy with low-iron diet therapy lowers risk of development of hepatocellular carcinoma from chronic hepatitis C." Journal of Gastroenterology 42.10 (2007): 830–836.

97. Kohgo, Yutaka, et al. "Iron accumulation in alcoholic liver diseases." Alcoholism: Clinical and Experimental Research 29.s2 (2005): 189S–193S.

98. Irving, Michael G., June W. Halliday, and Lawrie W. Powell. "Association between alcoholism and increased hepatic iron stores." Alcoholism: Clinical and Experimental Research 12.1 (1988): 7–13.

99. Ritter, Cristiane, et al. "Protective effect of N-acetylcysteine and deferoxamine on carbon tetrachloride-induced acute hepatic failure in rats." Critical Care Medicine 32.10 (2004): 2079–2083.

100. Marzetti, Emanuele, et al. "Sarcopenia of aging: underlying cellular mechanisms and protection by calorie restriction." Biofactors 35.1 (2009): 28–35.

101. Xu, Jinze, et al. "Iron accumulation with age, oxidative stress and functional decline." PLoS One 3.8 (2008): e2865–e2865.

102. Kim, Tae Ho, Hee-Jin Hwang, and Sang-Hwan Kim. "Relationship between serum ferritin levels and sarcopenia in Korean females aged 60 years and older using the fourth Korea National Health and Nutrition Examination Survey (KNHANES IV–2, 3), 2008–2009." PloS one 9.2 (2014).

103. Weinberg, Eugene D. "Iron loading: a risk factor for osteoporosis." Biometals19.6 (2006): 633–635.

104. Jian, Jinlong, Edward Pelle, and Xi Huang. "Iron and menopause: does increased iron affect the health of postmenopausal women?." Antioxidants & redox signaling 11.12 (2009): 2939–2943.

105. Liu, Gang, et al. "Therapeutic effects of an oral chelator targeting skeletal tissue damage in experimental postmenopausal osteoporosis in rats." Hemoglobin 32.1–2 (2008): 181–190.

106. Dunaief, Joshua L. "Iron induced oxidative damage as a potential factor in age-related macular degeneration: the Cogan Lecture." Investigative ophthalmology & visual science 47.11 (2006): 4660–4664.

107. Pelle, Edward, et al. "Menopause increases the iron storage protein ferritin in skin." Journal of cosmetic science 64.3 (2012): 175–179.

108. Pourzand, Charareh, et al. "Ultraviolet A radiation induces immediate release of iron in human primary skin fibroblasts: the role of ferritin." Proceedings of the National Academy of Sciences 96.12 (1999): 6751–6756.

109. Bissett, Donald L., Ranjit Chatterjee, and Daniel P. Hannon. "Chronic ultraviolet radiation-induced increase in skin iron and the photoprotective effect of topically applied iron chelators 1,*." Photochemistry and Photobiology 54.2 (1991): 215–223.

110. Stegeman, Bernardine H., et al. "Different combined oral contraceptives and the risk of venous thrombosis: systematic review and network meta-analysis." Bmj 347 (2013): f5298.

111. Beaber, Elisabeth F., et al. "Oral contraceptives and breast cancer risk overall and by molecular subtype among young women." Cancer Epidemiology Biomarkers & Prevention 23.5 (2014): 755–764.

112. Larsson, Gerd, et al. "The influence of a low-dose combined oral contraceptive on menstrual blood loss and iron status." Contraception 46.4 (1992): 327–334.

113. Milman, N., M. Kirchhoff, and T. Jørgensen. "Iron status markers, serum ferritin and hemoglobin in 1359 Danish women in relation to menstruation, hormonal contraception, parity, and postmenopausal hormone treatment." Annals of Hematology 65.2 (1992): 96–102.

114. Weinberg, E. D. "First trimester curtailment of iron absorption: Innate suppression of a teratogen?." Medical hypotheses 74.2 (2010): 246–247.

115. Naieni, Farahnaz Fatemi, et al. "Serum iron, zinc, and copper concentration in premature graying of hair." Biological trace element research 146.1 (2012): 30–34.

116. Ganz, Tomas, and Elizabeta Nemeth. "Hepcidin and iron homeostasis." Biochimica et Biophysica Acta (BBA)-Molecular Cell Research 1823.9 (2012): 1434–1443.

117. http://www.labdiet.com/cs/groups/lolweb/@labdiet/documents/web_content/mdrf/mdi4/~edisp/ducm04_028438.pdf

118. Naigamwalla, Dinaz Z., Jinelle A. Webb, and Urs Giger. "Iron deficiency anemia." Can Vet J 53.3 (2012): 250–256.

119. http://www.labdiet.com/cs/groups/lolweb/@labdiet/documents/web_content/mdrf/mdi4/~edisp/ducm04_028202.pdf

120. http://www.aafco.org/Portals/0/SiteContent/Regulatory/Committees/Pet-Food/Reports/Pet_Food_Report_2013_Midyear-Proposed_Revisions_to_AAFCO_Nutrient_Profiles.pdf

121. https://en.wikipedia.org/wiki/Creme_Puff_(cat)

122. Ware, William R. "The Risk of Too Much Iron: Normal Serum Ferritin Levels May Represent Significant Health Issues." Journal of Orthomolecular Medicine 28.4 (2013).

123. Jung, Chang Hee, et al. "Elevated serum ferritin level is associated with the incident type 2 diabetes in healthy Korean men: a 4 year longitudinal study." PloS One 8.9 (2013): e75250.

124. Zhao, Zhuoxian, et al. "Body iron stores and heme-iron intake in relation to risk of type 2 diabetes: a systematic review and meta-analysis." PloS one7.7 (2012): e41641.

125. Ford, Earl S., and Mary E. Cogswell. "Diabetes and serum ferritin concentration among US adults." Diabetes Care 22.12 (1999): 1978–1983.

126. Grobbee, Diederick E., et al. "Serum ferritin is a risk factor for stroke in postmenopausal women." Stroke 36.8 (2005): 1637–1641.

127. Zheng, Haoyi, et al. "Iron stores and vascular function in voluntary blood donors." Arteriosclerosis, thrombosis, and vascular biology 25.8 (2005): 1577–1583.

128. Zacharski, Leo R., et al. "Decreased cancer risk after iron reduction in patients with peripheral arterial disease: results from a randomized trial." Journal of the National Cancer Institute 100.14 (2008): 996–1002.

129. Facchini, Francesco S., Nancy W. Hua, and Riccardo A. Stoohs. "Effect of iron depletion in carbohydrate-intolerant patients with clinical evidence of nonalcoholic fatty liver disease." Gastroenterology 122.4 (2002): 931–939.

130. Ware, William R. "The Risk of Too Much Iron: Normal Serum Ferritin Levels May Represent Significant Health Issues." Journal of Orthomolecular Medicine 28.4 (2013).

131. Finch, Clement A., et al. "Effect of blood donation on iron stores as evaluated by serum ferritin." Blood 50.3 (1977): 441–447.

132. http://usatoday30.usatoday.com/news/nation/2011-08-06-blood-donation-record_n.htm

133. Youdim, Kuresh A., et al. "Flavonoid permeability across an in situ model of the blood–brain barrier." Free Radical Biology and Medicine 36.5 (2004): 592–604.

134. Jiao, Yan, et al. "Iron chelation in the biological activity of curcumin." Free Radical Biology and Medicine 40.7 (2006): 1152–1160.

135. Xu, Qi, Anumantha G. Kanthasamy, and Manju B. Reddy. "Neuroprotective effect of the natural iron chelator, phytic acid in a cell culture model of Parkinson's disease." Toxicology 245.1 (2008): 101–108.

136. Reznichenko, L., et al. "Reduction of iron-regulated amyloid precursor protein and ß-amyloid peptide by (–)-epigallocatechin-3-gallate in cell cultures: implications for iron chelation in Alzheimer's disease." Journal of neurochemistry 97.2 (2006): 527–536.

137. Mollet IG, Patel D, Govani FS, Giess A, Paschalaki K, Periyasamy M, et al. (2016) Low Dose Iron Treatments Induce a DNA Damage Response in Human Endothelial Cells within Minutes. PLoS ONE 11(2): e0147990. doi:10.1371/journal.pone.0147990

138. Rothwell, Peter M., et al. "Effect of daily aspirin on long-term risk of death due to cancer: analysis of individual patient data from randomised trials." The Lancet 377.9759 (2011): 31–41.

139. Fleming, Diana J., et al. "Aspirin intake and the use of serum ferritin as a measure of iron status." The American journal of clinical nutrition 74.2 (2001): 219–226.

140. De Berardis G, Lucisano G, D'Ettorre A, et al. Association of Aspirin Use With Major Bleeding in Patients With and Without Diabetes. JAMA. 2012; 307(21):2286–2294. doi:10.1001/jama.2012.5034.

141. http://www.nytimes.com/2012/03/21/health/research/studies-link-aspirin-daily-use-to-reduced-cancer-risk.html?src=me&ref=general

142. Morck, Timothy A., S. R. Lynch, and J. D. Cook. "Inhibition of food iron absorption by coffee." The American journal of clinical nutrition 37.3 (1983): 416–420.

143. Hurrell, Richard F., Manju Reddy, and James D. Cook. "Inhibition of non-haem iron absorption in man by polyphenolic-containing beverages." British Journal of Nutrition 81 (1999): 289–295.

144. Mascitelli, Luca, and Mark R. Goldstein. "Might some of the beneficial effects of the Mediterranean diet on non-alcoholic fatty liver disease be mediated by reduced iron stores?." Journal of hepatology 59.3 (2013): 639.

145. Buijsse, Brian, et al. "Oxidative stress, and iron and antioxidant status in elderly men: differences between the Mediterranean south (Crete) and northern Europe (Zutphen)." European Journal of Cardiovascular Prevention & Rehabilitation 14.4 (2007): 495–500.

146. Kim, Chul-Hee, et al. "Association of elevated serum ferritin concentration with insulin resistance and impaired glucose metabolism in Korean men and women." Metabolism 60.3 (2011): 414–420.

147. Facchini, Francesco S., and Kami L. Saylor. "A low-iron-available, polyphenol-enriched, carbohydrate-restricted diet to slow progression of diabetic nephropathy." Diabetes 52.5 (2003): 1204–1209.

Was Experten über *Gesundheitsrisiko Eisen* sagen

„Für alle, die daran interessiert sind, sich eine optimale Gesundheit zu erhalten, ist *Gesundheitsrisiko Eisen* von Dennis Mangan Pflichtlektüre – auch für Fachleute aus dem medizinischen Bereich. Eisenüberladung ist in der Bevölkerung ein äußerst häufig vorkommendes Problem und leicht diagnostizierbar, aber sie wird zu wenig thematisiert. Sie führt zu Herzerkrankungen, Diabetes, Krebs und zahlreichen anderen chronischen und belastenden Krankheiten. Die gute Nachricht lautet: Eisenüberladung lässt sich verhindern und leicht behandeln, was das Risiko für viele Erkrankungen verringert und die allgemeine Gesundheit und Vitalität verbessert. *Gesundheitsrisiko Eisen* teilt uns in eindringlichen Worten mit, wie wir das erreichen können."

Luca Mascitelli, M. D., Oberstleutnant der italienischen Armee und Autor zahlreicher wissenschaftlicher Veröffentlichungen zum Thema Eisen und Gesundheit

„In *Gesundheitsrisiko Eisen* bietet Dennis Mangan dem Leser Zugang zu zahlreichen wissenschaftlichen Informationen, die eine Eisenüberladung des Körpers mit schweren Krankheiten in Verbindung bringt … Ich schlage vor, *Gesundheitsrisiko Eisen* sollte an weiterführenden Schulen und darüber hinaus Pflichtlektüre im Fach Ernährungslehre werden. Der größte Triumph wäre eine informierte Öffentlichkeit, die sich zunehmend einem Ferritin-Screening unterzieht, und Fachleute im Gesundheitssektor, die die Untersuchungsergebnisse zum Eisenstatus besser interpretieren können, insbesondere den Ferritinwert. Würden die Risiken einer Eisenüberladung anerkannt und Produkte entsprechend gekennzeichnet, so könnte das die allgemeine Eisenvergiftung verringern und die Volksgesundheit verbessern – und zwar gewaltig!"

Leo Zacharski, M. D., Professor für Medizin, Geisel School of Medicine, Dartmouth College

Dennis Mangans revolutionäres neues Buch *Gesundheitsrisiko Eisen: Wenn zu viel des Guten krank macht* ist selbst für die sachkundigsten Fachleute im Bereich Gesundheit und Fitness eine Pflichtlektüre.

Wer zu den Themen Medizin und Anti-Aging schreibt, muss zwingend diese Arbeit zitieren, weil die Forschung größtenteils jung ist und „dem medizinischen Rat von heute" völlig entgegensteht. Die Arbeit des Autors ist maßgebend, er schreibt anschaulich und regt zum Nachdenken an. Ja, meiner Meinung nach ist noch nie ein so umfassend recherchiertes Buch über die Risiken erhöhter Eisenwerte geschrieben worden – es bietet dem Leser mehr als 120 Quellen.

Die These des Autors, dass sich überschüssiges Eisen mit zunehmendem Alter im Blut ansammelt und zu Entzündungen auf verschiedenen körperlichen Ebenen und letztlich zu Alterskrankheiten (Herzerkrankungen, Krebs und kognitivem Abbau) führt, ist unbestreitbar. Und zwar so sehr, dass ich dieses Buch meinen engeren Freunden zu lesen gebe und sie inständig bitte, ihren Ferritinwert testen zu lassen.

Tun Sie sich den Gefallen und lesen Sie dieses Buch unverzüglich. Davon könnte abhängen, wie erfolgreich Sie älter werden und wie lange Sie leben.

Jay Campbell, Autor von The Definitive Testosterone Replacement Therapy MANual

Danksagungen

Bei folgenden Personen möchte ich mich für ihre Hilfe und Unterstützung bedanken:

Eugene D. Weinberg, Ph. D., für ein persönliches Interview und für sein Geleitwort zu diesem Buch.

Oberstleutnant Luca Mascitelli, M. D., für die Korrespondenz und dafür, dass er mir seine (kostenpflichtigen) Artikel zur Verfügung stellte und eine Empfehlung für dieses Buch schrieb.

Leo Zacharski, M. D., der in seiner Hilfestellung zu diesem und Begeisterung für dieses Buch meine Erwartungen weit übertraf und dafür, dass er das Vorwort zu diesem Buch schrieb.

Jay Campbell, Fitnesstrainer und Testosterontherapie-Verfechter der Extraklasse von *fabfitover40.com* für seine Unterstützung.

David Goodman von *thesurvivalgardener.com* für seinen Titelvorschlag, die Covergestaltung und dafür, dass er mich an seiner Erfahrung im Buchmarketing teilhaben ließ.

Francesco Facchini, M. D., für die Korrespondenz und dafür, dass er eine Empfehlung für dieses Buch schrieb.

Und bei meinen Lesern und Twitter-Followern, die eine unglaubliche Quelle des Wohlwollens und der Unterstützung sind.

Und natürlich bei Michele.

Über den Autor

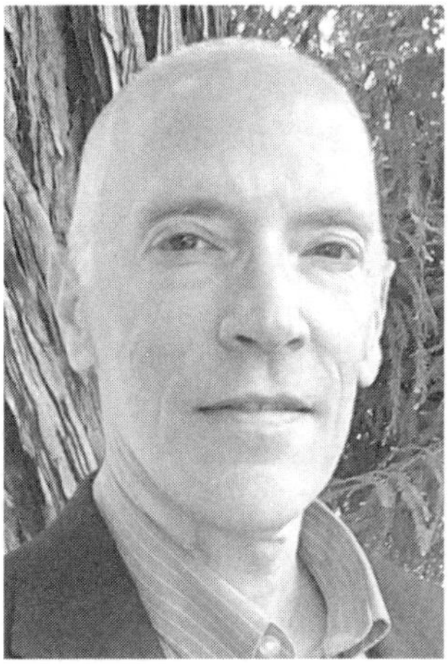

Dennis Mangan ist Autor mehrerer erfolgreicher Bücher zu den Themenbereichen Gesundheit, Ernährung und Fitness. Er lebt und arbeitet in Kalifornien, USA.

Gesundheitsrisiko Eisen ist sein sechstes Buch über Gesundheit und Fitness. Seine anderen Bücher sind (in umgekehrter Reihenfolge):

- *Muscle up: How Strength Training Beats Obesity, Cancer, and Heart Disease, and Why Everyone Should Do It*
- *Stop the Clock: The Optimal Anti-Aging Program*
- *Top Ten Reasons We're Fat*
- *Best Supplements for Men's Health, Strength, and Virility*
- *Smash Chronic Fatigue*

Alle Titel sind in englischer Sprache unter *www.amazon.com* erhältlich.

Weitere Texte über Gesundheit, Fitness und Anti-Aging von Dennis Mangan finden Sie auf seiner Internetseite unter:
roguehealthandfitness.com

Preston Estep III:

Richtig essen *statt* vergessen

Alzheimer-Risiko reduzieren, Demenz vermeiden und geistig fit bleiben

Leseprobe: www.vakverlag.de

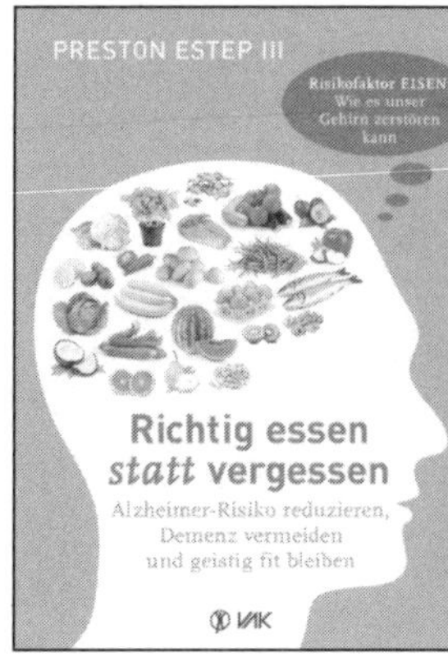

Preston Estep stellt eine neue Ernährungsform vor, die dazu beiträgt, Alzheimer, Demenz und andere neurodegenerative Erkrankungen zu vermeiden und damit die „Lebensdauer" unseres Gehirns zu verlängern. Der Autor orientiert sich dabei an der Ernährungsweise der Bevölkerungsgruppen mit der weltweit längsten Spanne geistiger Fitness. Estep erläutert den sich mit zunehmendem Alter verändernden Nährstoffbedarf des Körpers und erklärt, welche potenziell schädlichen Faktoren unsere tägliche Nahrung enthält, die vor allem im Alter problematisch sind.
296 Seiten, 5 Abb., Klappenbroschur (15 x 21,5 cm)
ISBN 978-3-86731-183-0

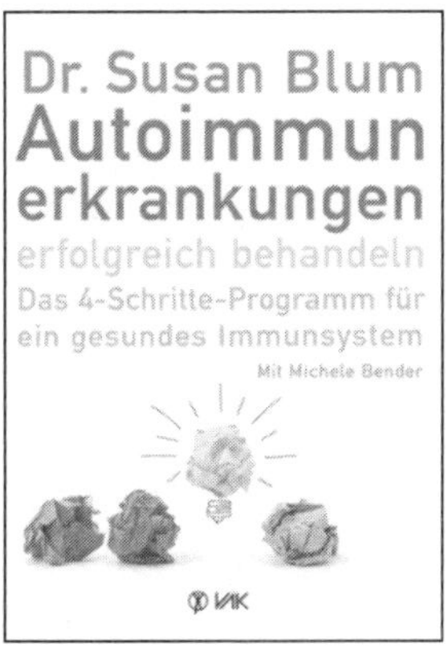

Dr. Susan Blum:

Autoimmunerkrankungen erfolgreich behandeln

Das 4-Schritte-Programm für ein gesundes Immunsystem

Leseprobe: www.vakverlag.de

Was haben Rheuma, Hashimoto, MS oder Zöliakie gemeinsam? Es sind Autoimmunerkrankungen, die sich schulmedizinisch nur symptomatisch behandeln lassen – heilen kann man sie nicht. Die Ursache der Beschwerden ist ein Immunsystem auf „Abwegen": Das fehlgesteuerte Abwehrsystem greift gesunde Körperzellen an und die Entzündungen führen zu Schäden an den betroffenen Organen. Das hier vorgestellte 4-Schritte-Programm beruhigt das überaktive Immunsystem und bringt die chronisch entzündlichen Prozesse im Körper zum Stillstand.
432 Seiten, 20 Abbildungen, Klappenbroschur (15 x 21,5 cm)
ISBN 978-3-86731-160-1

Peter Königs:

Das Kokosbuch

Natürlich heilen und genießen mit Kokosöl und Co.

Leseprobe: www.vakverlag.de

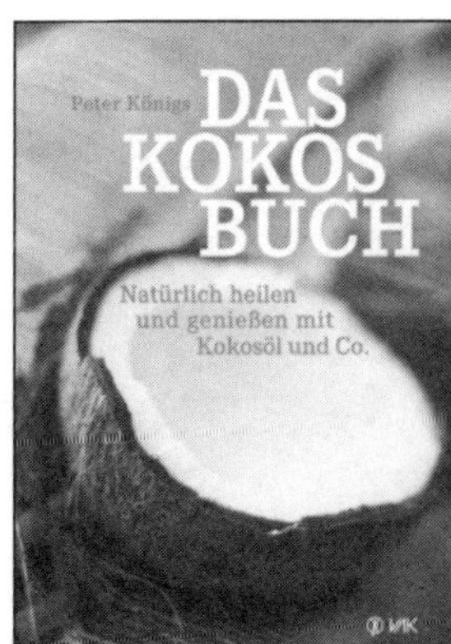

Kokosöl und Co. – wie Mehl, Milch, Flocken und Wasser aus der Kokosnuss – schmecken ausgesprochen gut und sind gesundheitsfördernd, immunstärkend und erleichtern das Abnehmen.
Der umfassende Ratgeber des erfahrenen Autors berücksichtigt aktuelle wissenschaftliche Studien, enthält alles Wissenswerte zum Thema Fettsäuren und erläutert verständlich, auf welche Gesundheitsprobleme Kokosöl sich positiv auswirkt. Mit vielen Rezepten, praktischen Tipps und einem Extrakapitel über die Ernährungsbehandlung bei Alzheimer.

176 Seiten, 67 Abbildungen, Paperback (16 x 22,5 cm)
ISBN 978-3-86731-127-4

Abonnieren Sie unseren Newsletter (gratis) unter: www.vakverlag.de

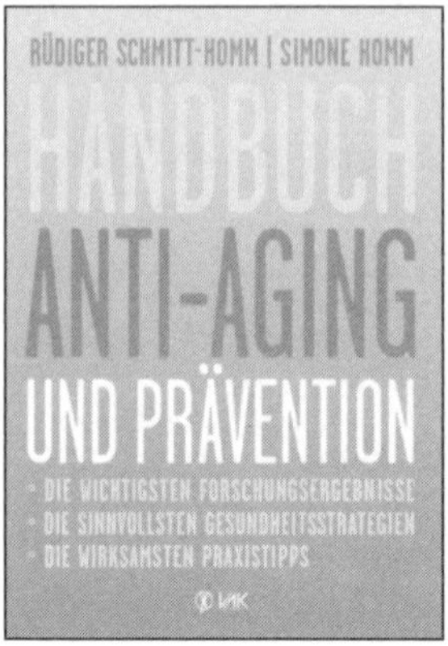

Rüdiger Schmitt-Homm, Simone Homm:

Handbuch Anti-Aging und Prävention

Die wichtigsten Forschungsergebnisse – Die sinnvollsten Gesundheitsstrategien – Die wirksamsten Praxistipps

Leseprobe: www.vakverlag.de

Was passiert in unserem Körper beim Altern und womit können wir dem entgegenwirken? Die Autoren haben mit der Auswertung von mehr als 5000 Studien Pionierarbeit geleistet. Das Ergebnis ist ein einzigartiger Überblick über den Stand der Forschung mit konkreten Empfehlungen: was wir praktisch tun können, um unsere Vitalität und geistige Fitness länger zu erhalten, und wie wir aus dieser umfassenden „Hausapotheke" unser individuelles Anti-Aging-Programm zusammenstellen. Ein umfassendes Handbuch für jeden ab 35, für Ärzte, Heilpraktiker und Gesundheitsberater.
624 Seiten, 47 Abb., Klappenbroschur (17 x 22,5 cm)
ISBN 978-3-86731-139-7

Mary Newport:

Alzheimer – vorbeugen und behandeln

Die Keton-Kur:
Wie ein natürliches Fett die Erkrankung aufhält

Leseprobe: www.vakverlag.de

Die Ärztin Mary Newport, deren Mann bereits mit 50 an Alzheimer erkrankte, stieß auf die Ernährungsbehandlung mit „mittelkettigen" Fettsäuren, wie sie in Kokos- oder Palmöl enthalten sind: Aufgrund der Erkrankung kann das Gehirn die Energiequelle Glukose nicht mehr verwerten, den Zellen fehlt Energie und sie sterben ab. Mittelkettige Fettsäuren werden in der Leber zu Ketonen umgewandelt, die das Gehirn auch bei Alzheimer als Energiequelle nutzen kann. Die Entwicklung oder Verschlimmerung von Alzheimer kann damit verlangsamt oder sogar verhindert werden.
320 Seiten, 23 Abbildungen, Klappenbroschur (15 x 21,5 cm)
ISBN 978-3-86731-112-0

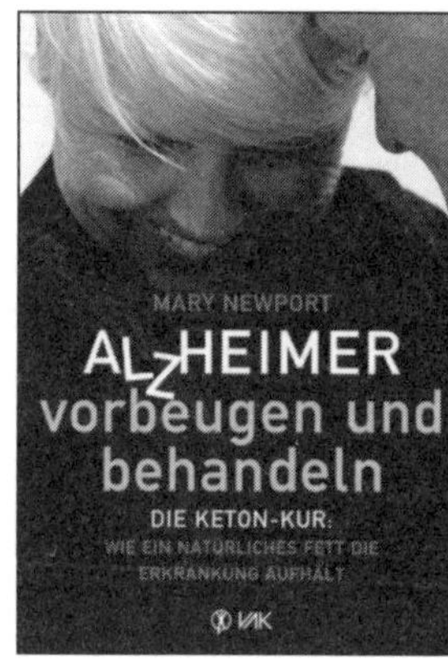

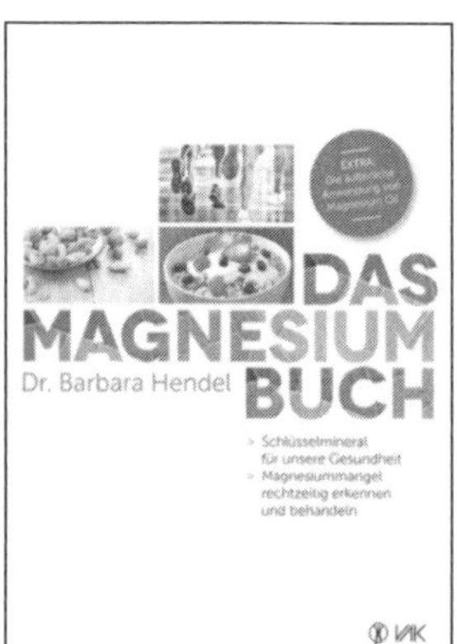

Dr. Barbara Hendel:

Das Magnesium-Buch

Schlüsselmineral für unsere Gesundheit
Magnesiummangel rechtzeitig erkennen und behandeln

Leseprobe: www.vakverlag.de

Magnesium zählt zu den wichtigsten Mineralstoffen für den Menschen. Unsere Lebensmittel enthalten immer weniger davon – Magnesiummangel kann aber vielerlei Beschwerden verursachen. Das Buch informiert umfassend über dieses Schlüsselmineral und beschreibt die verschiedenen Möglichkeiten, Magnesium aufzunehmen, insbesondere die Selbsthilfe mit dem neuen Magnesium Oil, das über die Haut aufgenommen wird und den Körper deutlich besser mit Magnesium versorgt als die Nahrungsergänzung.

312 Seiten, 100 vierfarb. Abb., Klappenbroschur (16,5 x 22,5 cm)
ISBN 978-3-86731-153-3

Bestellen Sie unsere kostenlosen Kataloge unter: www.vakverlag.de